AF504535

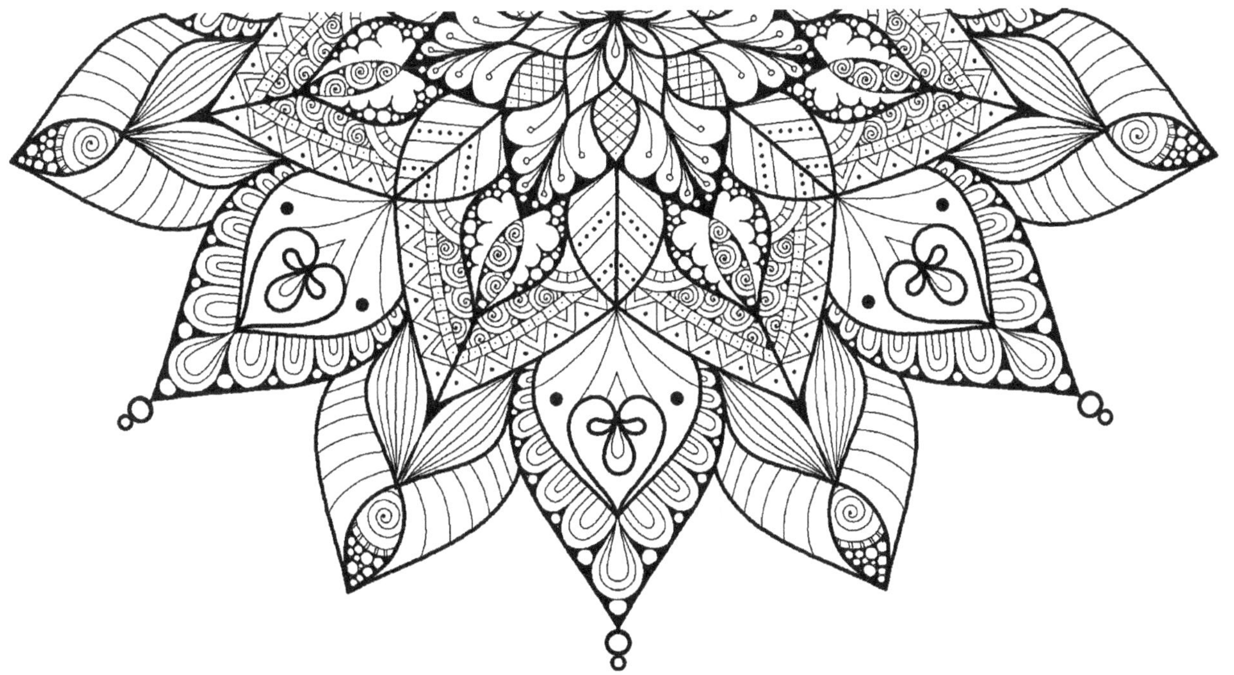

Intricate Mandalas

Volume II

Color according to your desires

Colorier selon vos envies

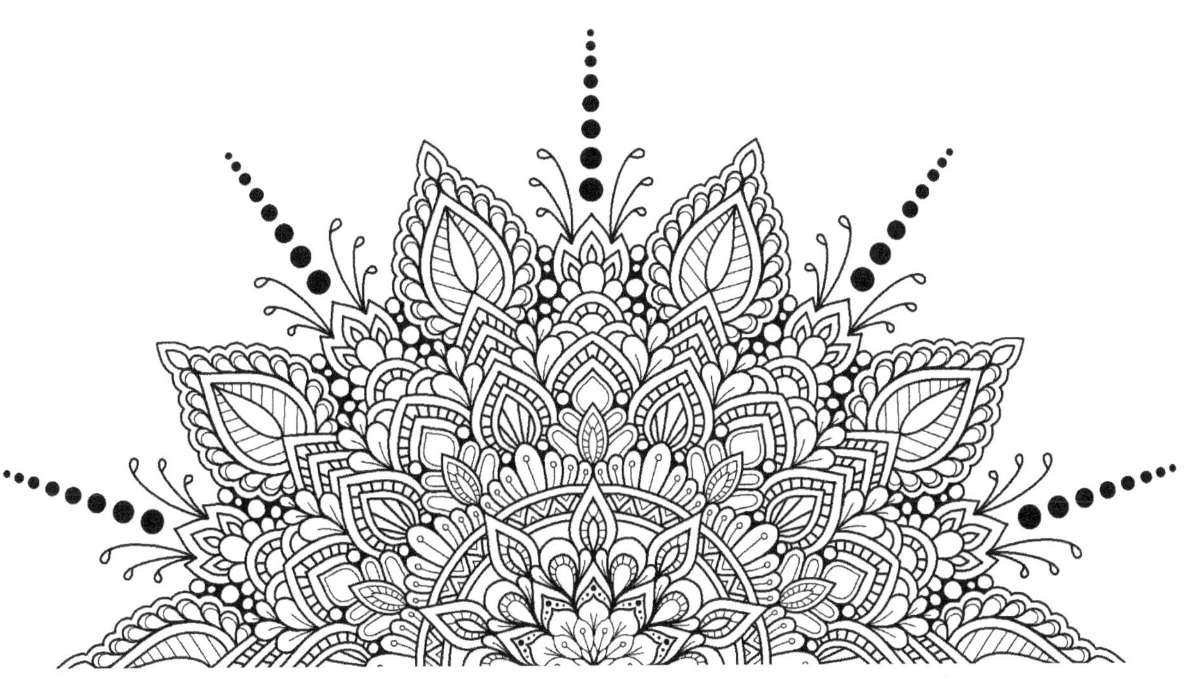

Mandalas

Stress, anxiety ... Color according to your desires mandalas to relax

"Mandala" means center circle. These are various forms of diagrams (round, but square, octagonal, etc.)
organized around a center. They represent the entire universe in Indian and Tibetan traditions. They can help
you refocus you and soothe you.
They are also the symbol of the relationship of humans with the cosmos and the entire Universe. It can also be
found in the Christian tradition, as the rosettes appear in churches carved in stone or in some windows with the
aim of capturing light and raise the mind to the divine.
In fact, one can find the form of the mandala all around us if we know see: a flower or the solar system are also
mandalas.

The mandala is the ideal tool for working meditation. To relax, the most appropriate is the pre-drawn mandala
that you can color.
By working from the outside to the center, the coloring will promote inward movement and encourage
refocusing. While in coloring to the periphery, the work is more focused on openness.
But most important is to choose the mandala for you because, remember, this time coloring is primarily a time of
rest and relaxation. Then comes the choice of dominant colors in line with your desires and your mood of the
moment. It is an individual choice that develops at the same time and your creativity can evolve over coloring.
You will then create an original mandala because the choice and arrangement of colors will make your mandala
a unique composition.

Les Mandalas

Stress, angoisses... Colorier selon vos envies des mandalas pour vous relaxer

« Mandala » signifie centre et cercle. Ce sont des diagrammes de formes variées (ronds, mais aussi carrés,
octogonaux, etc.) organisés autour d'un centre. Ils représentent l'univers tout entier dans les traditions indiennes
et tibétaines. Ils peuvent vous aider à vous recentrer et à vous apaiser.
Ils sont aussi le symbole du rapport de l'être humain avec le cosmos et l'Univers tout entier. On peut également
les retrouver dans la tradition chrétienne, puisque les rosaces apparaissent dans les églises sculptées dans la
pierre ou dans certains vitraux avec pour objectif de capter la lumière et d'élever l'esprit vers le divin.
En fait, on peut retrouver la forme du mandala partout autour de nous si on sait les voir : une fleur ou le système
solaire sont des mandalas également.

Le mandala est l'outil idéal pour travailler en méditation. Pour se détendre, le plus approprié est le mandala
prédessiné que vous pourrez colorier.
En travaillant de l'extérieur vers le centre, le coloriage va favoriser un mouvement vers l'intérieur et encourager
un recentrage. Alors qu'en coloriant vers la périphérie, le travail est davantage axé sur l'ouverture.
Mais le plus important est de choisir le mandala qui vous convient car, rappelons-le, ce moment de coloriage est
avant tout un moment de détente et de relaxation. Ensuite intervient le choix des couleurs dominantes en
adéquation avec vos envies et votre état d'esprit du moment. C'est un choix individuel qui développe par la même
occasion votre créativité et pourra évoluer au fil du coloriage. Vous allez alors créer un mandala original car la
choix et la disposition des couleurs fera de votre mandala une composition unique.

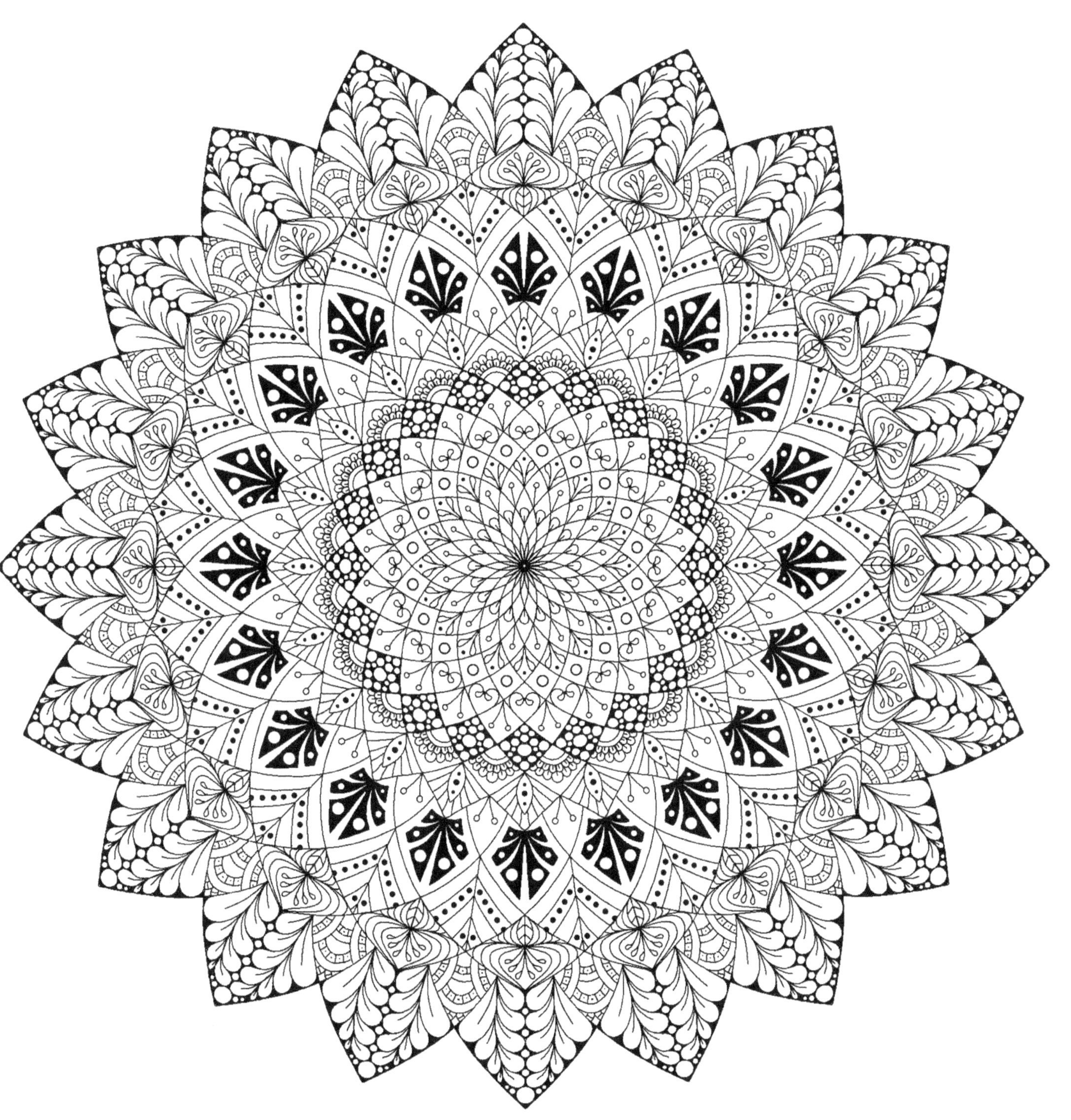

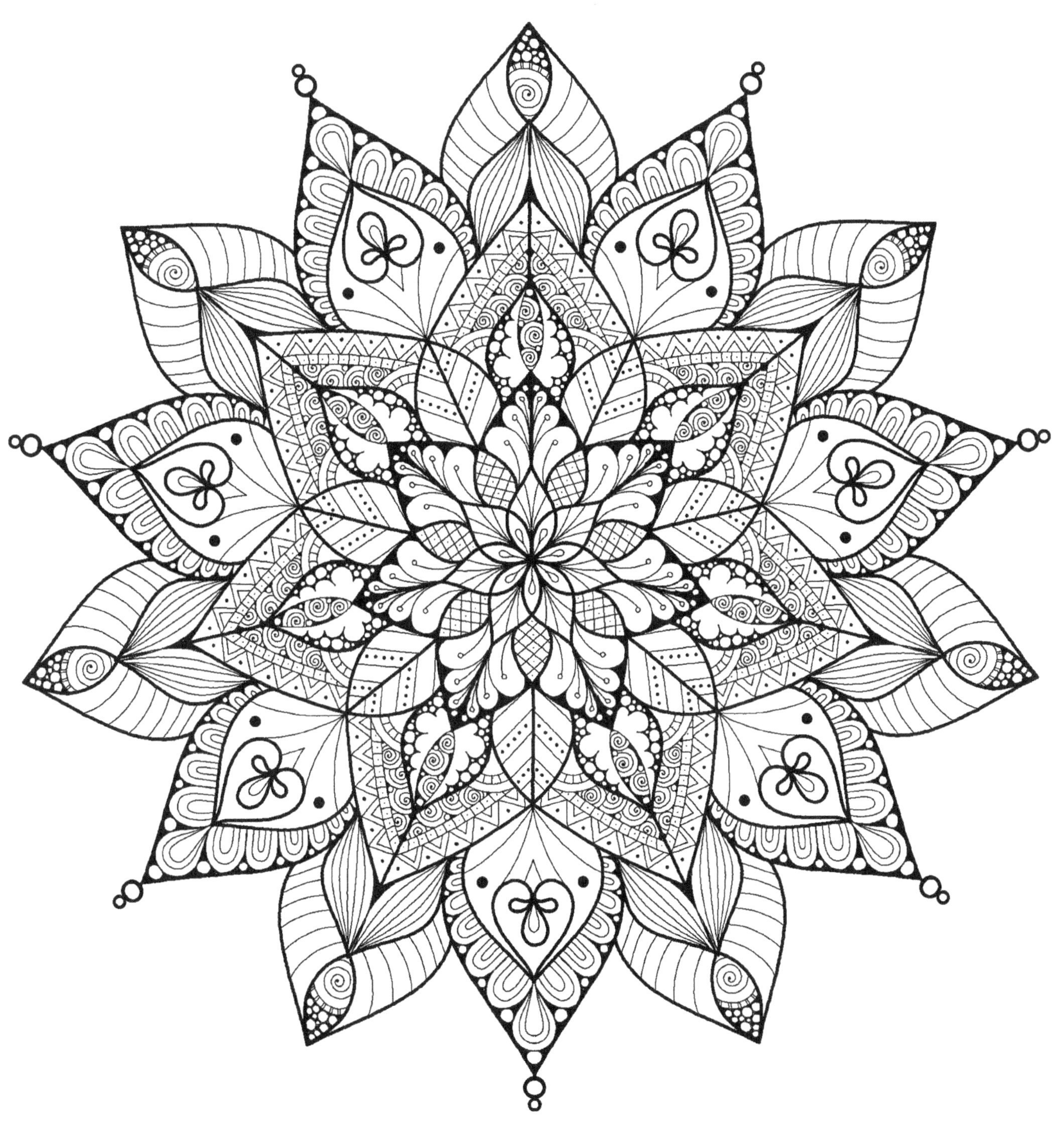

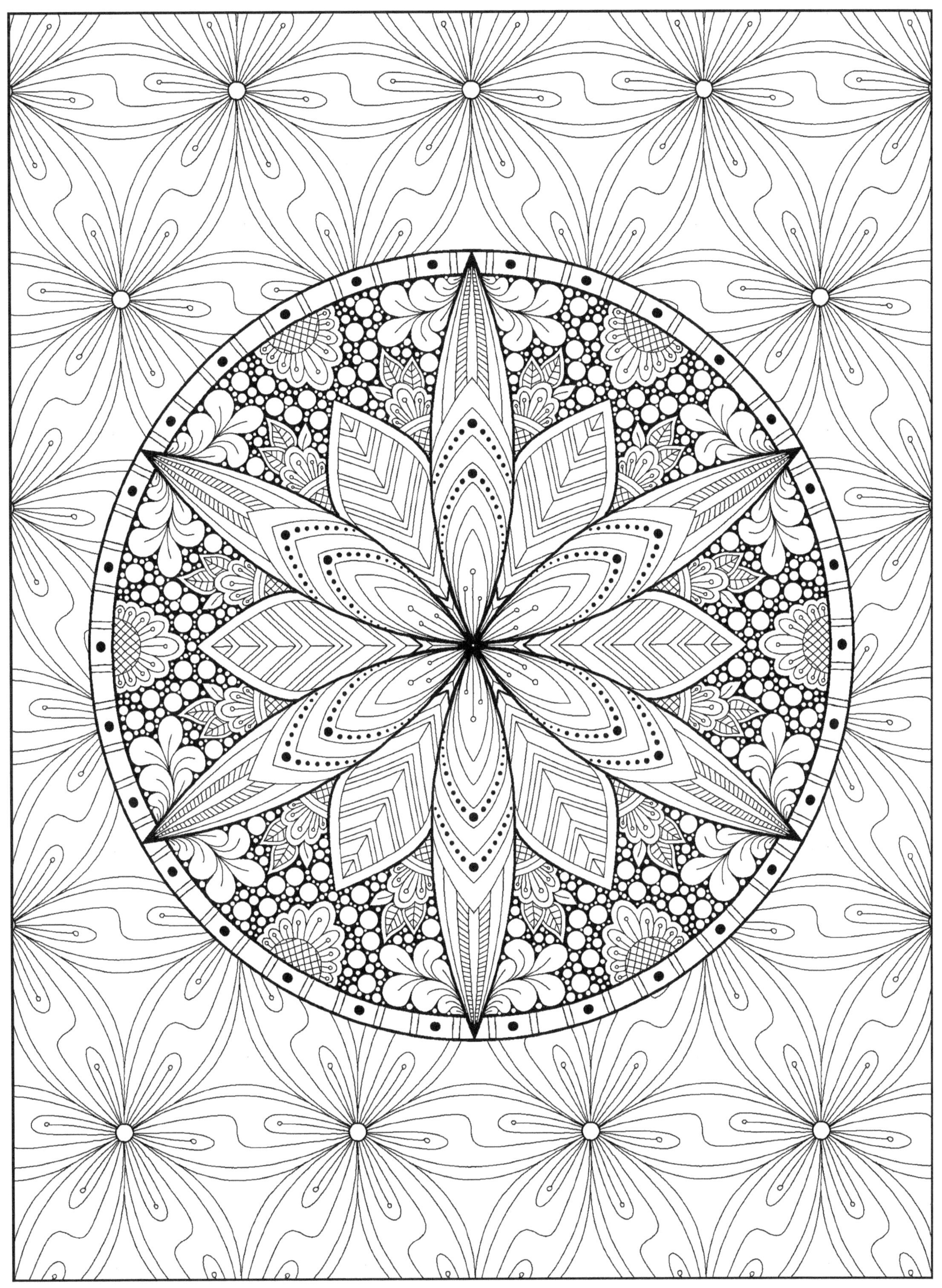

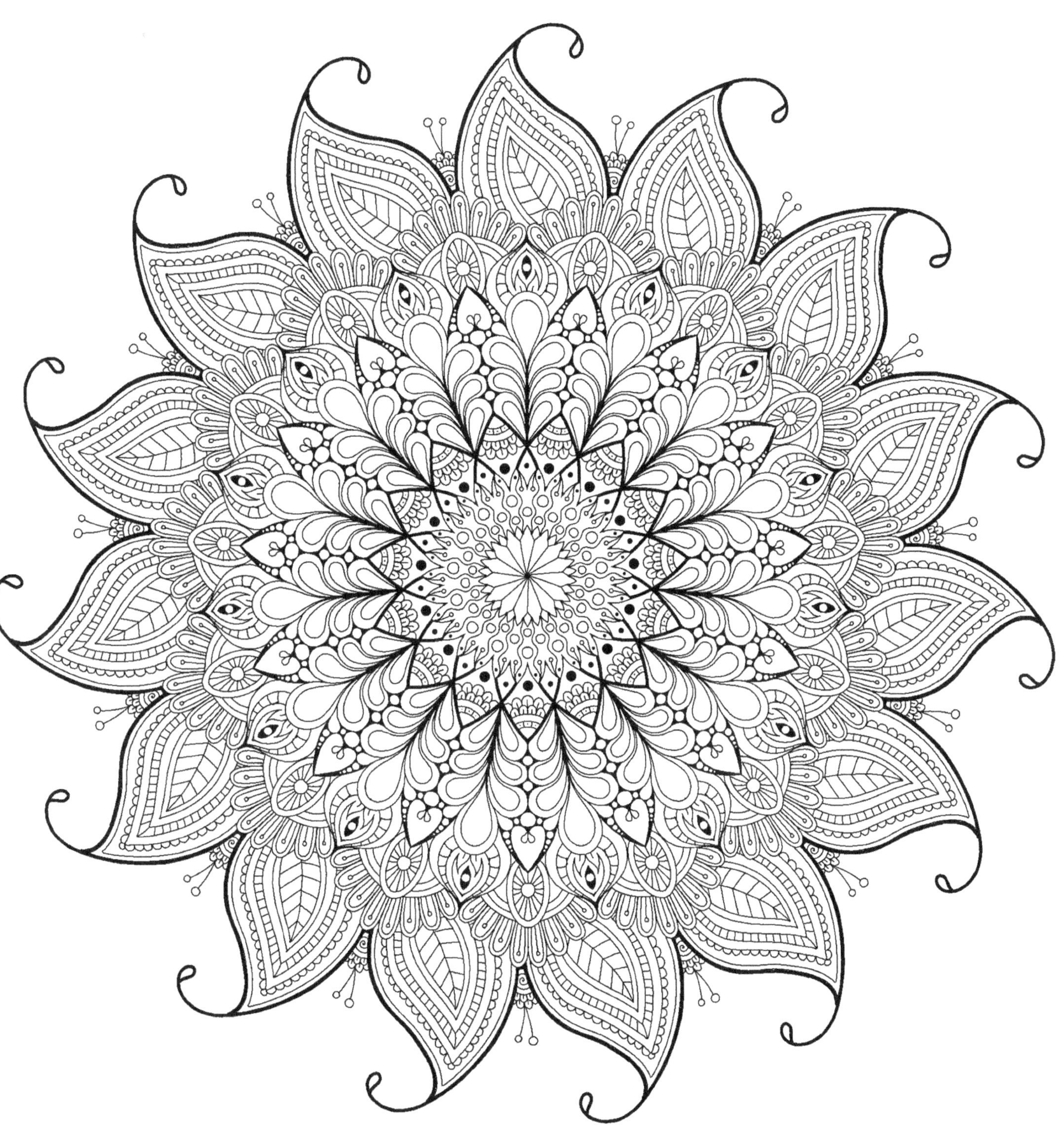

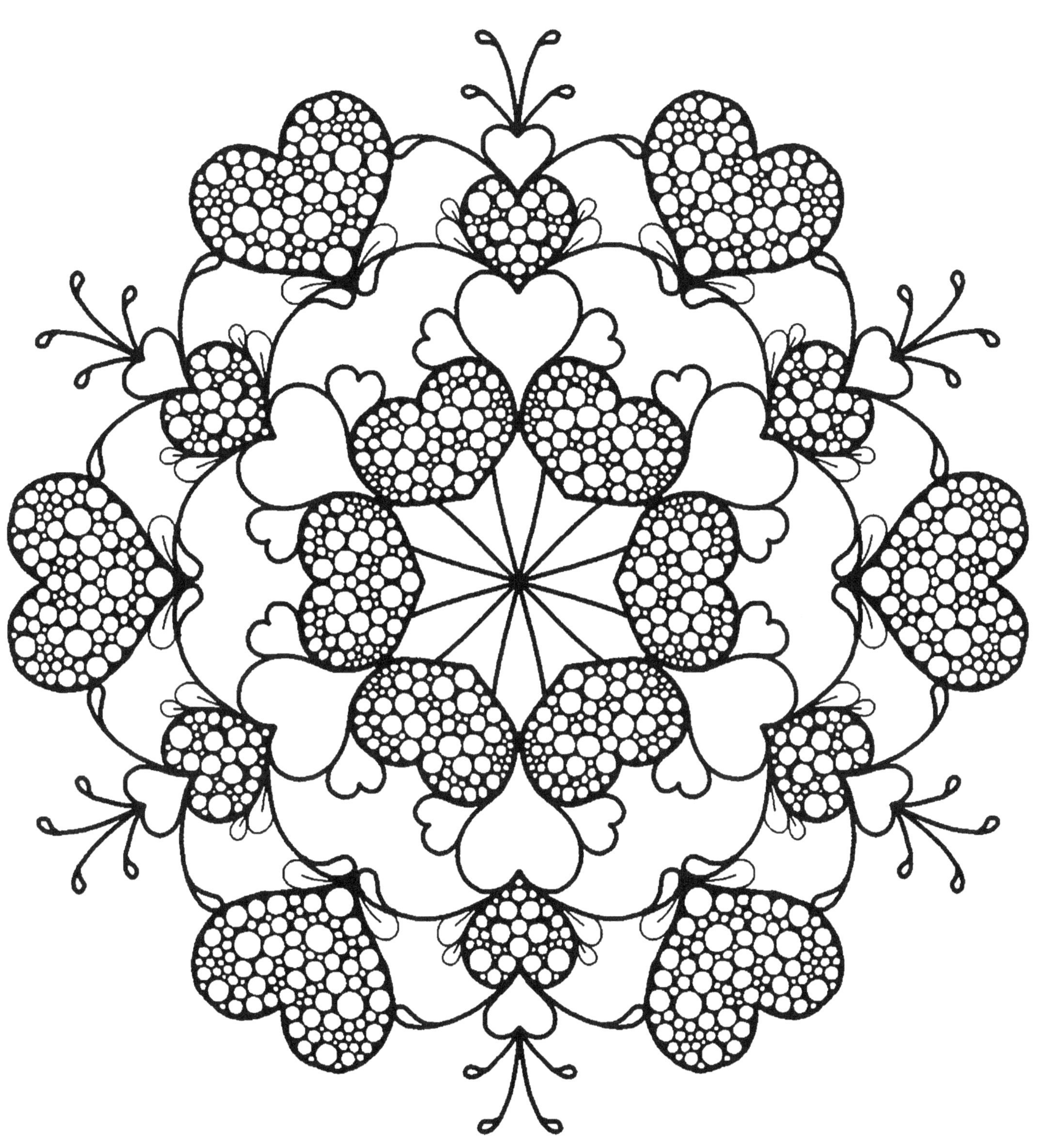

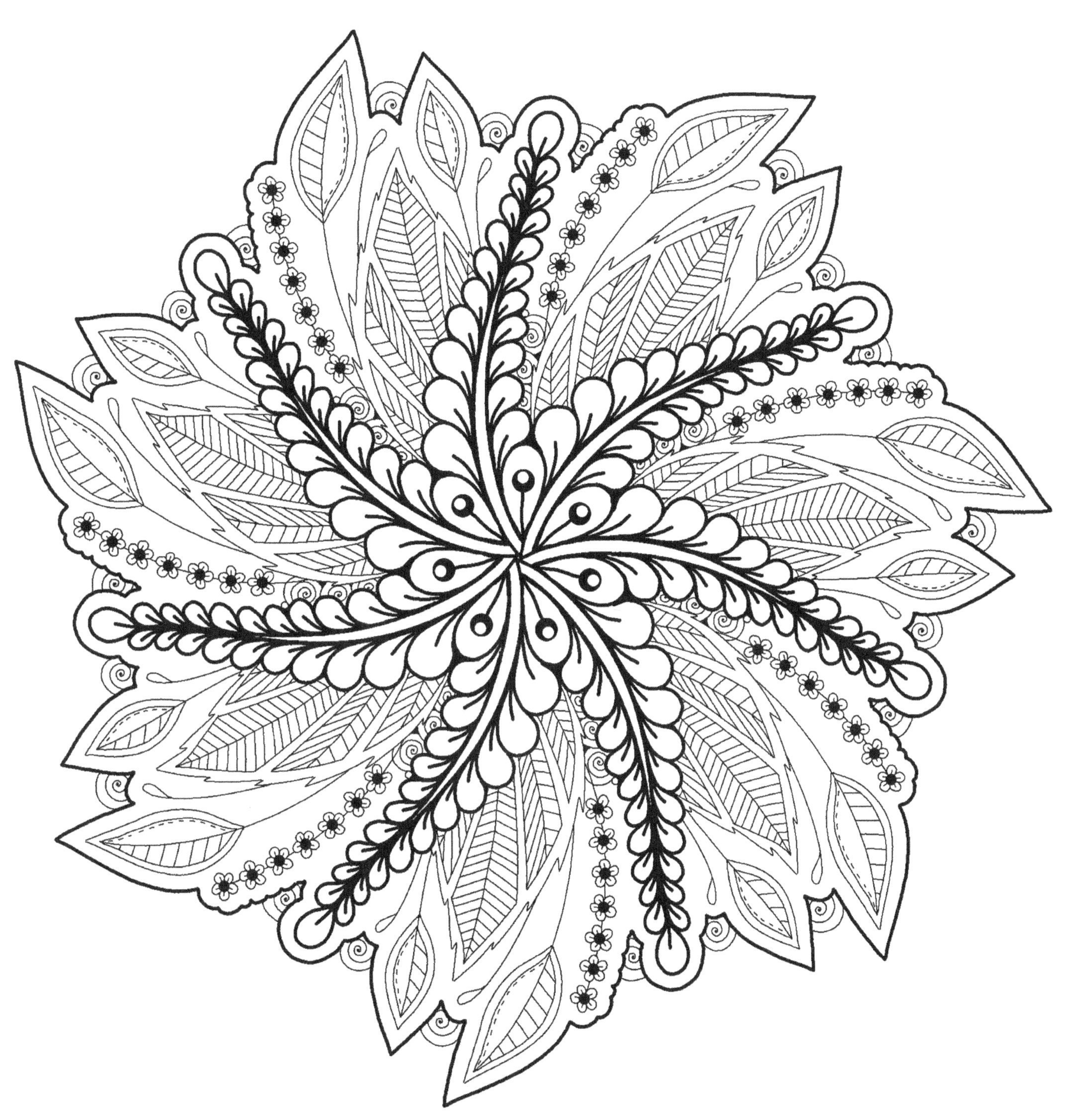

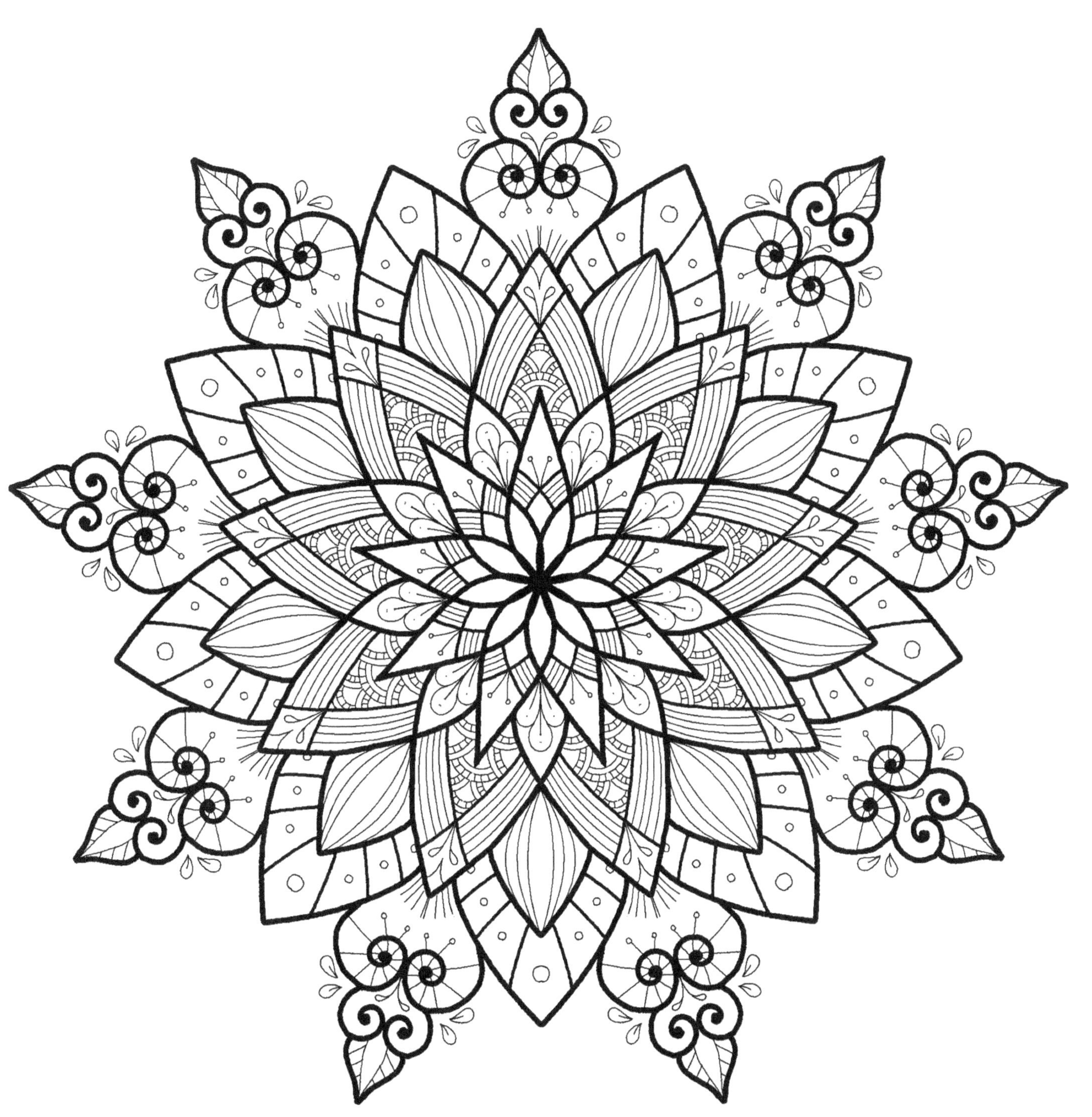

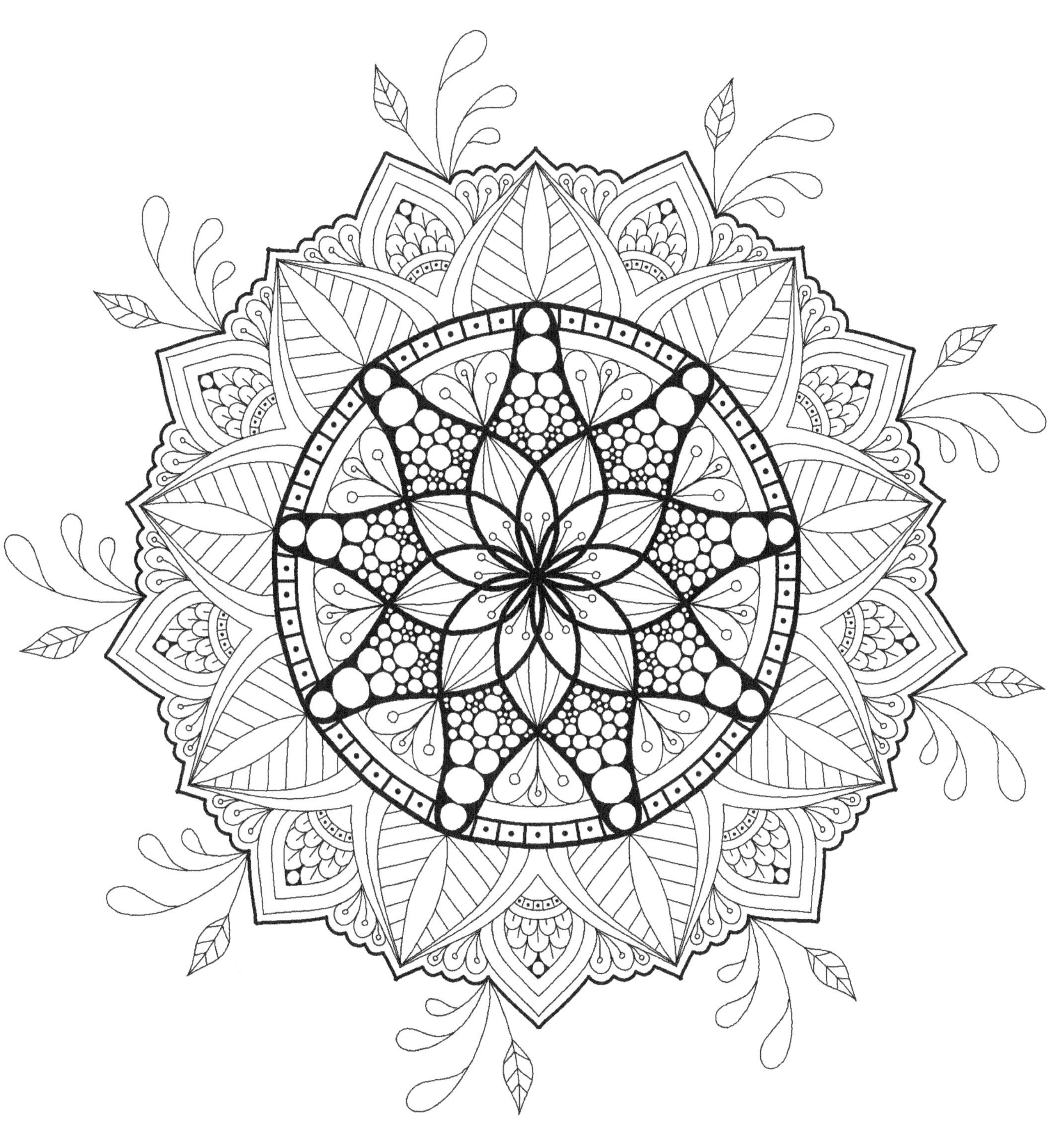

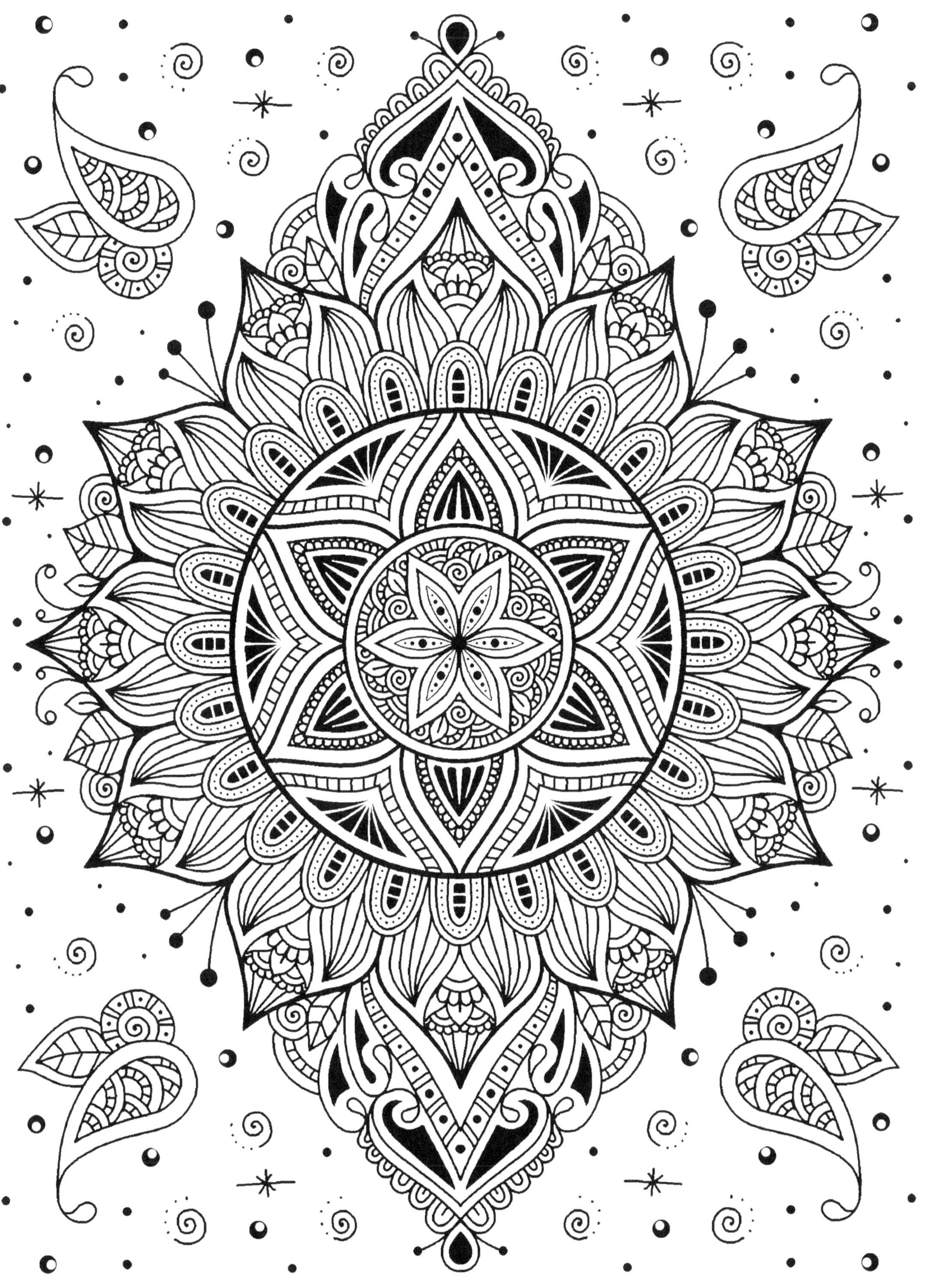

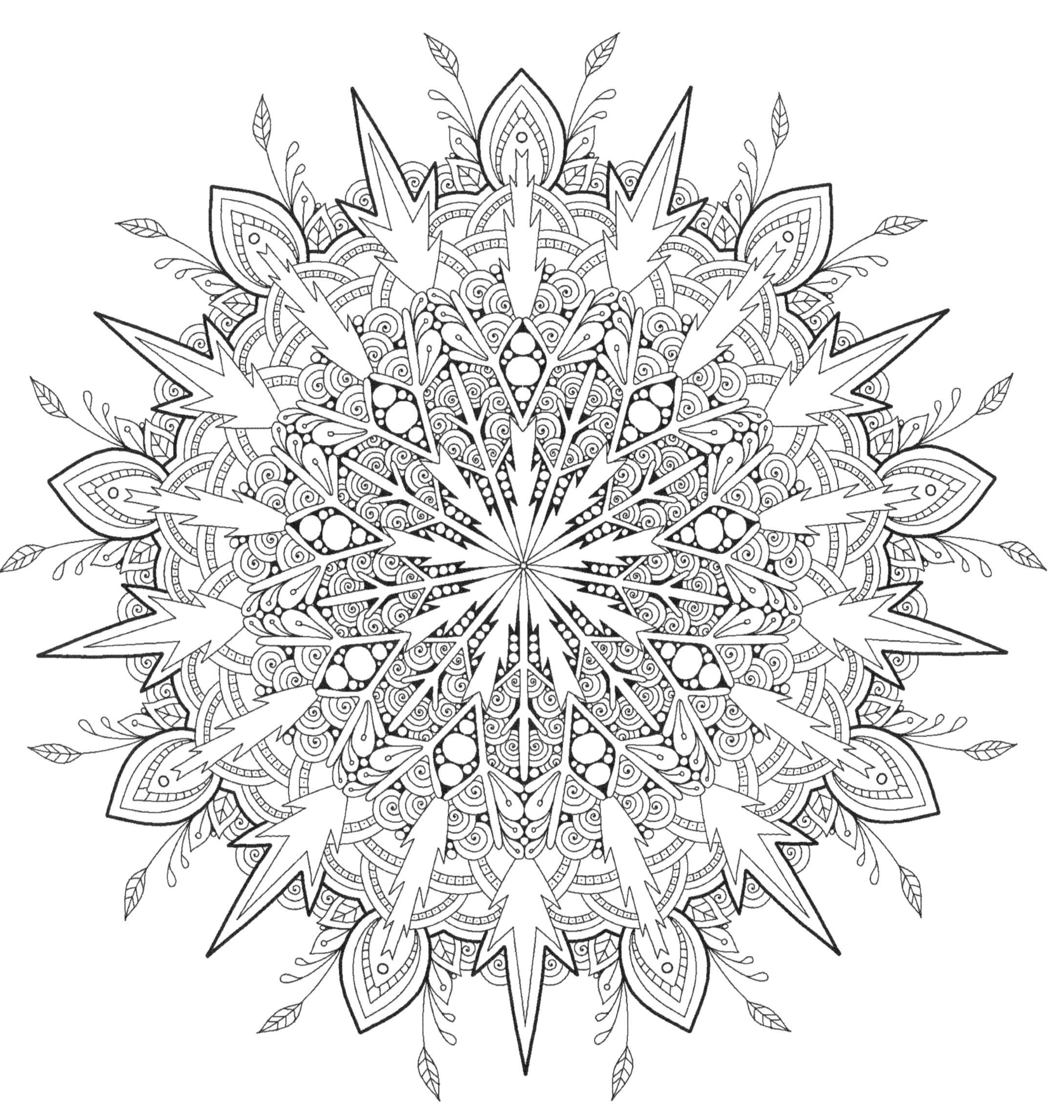

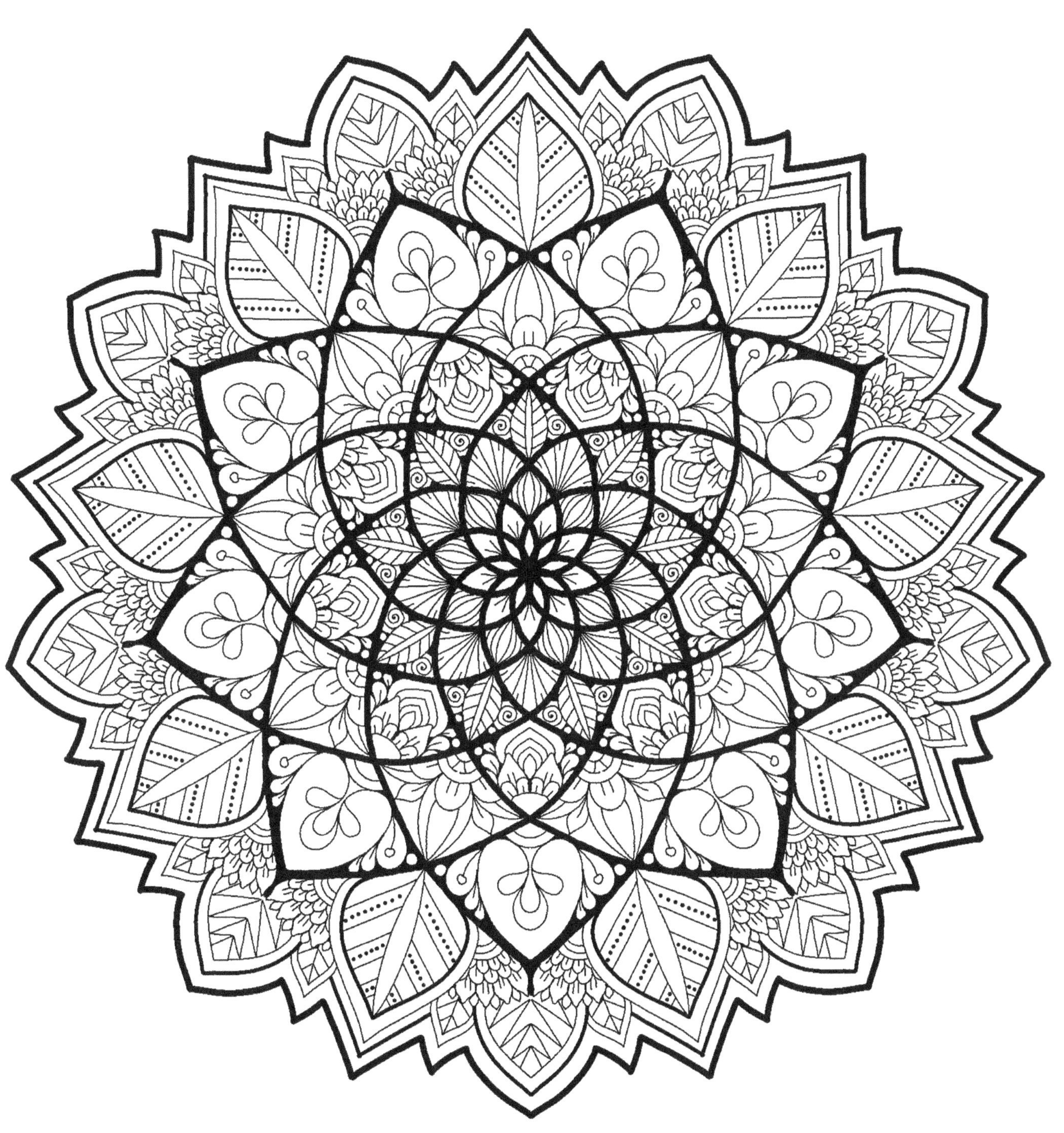

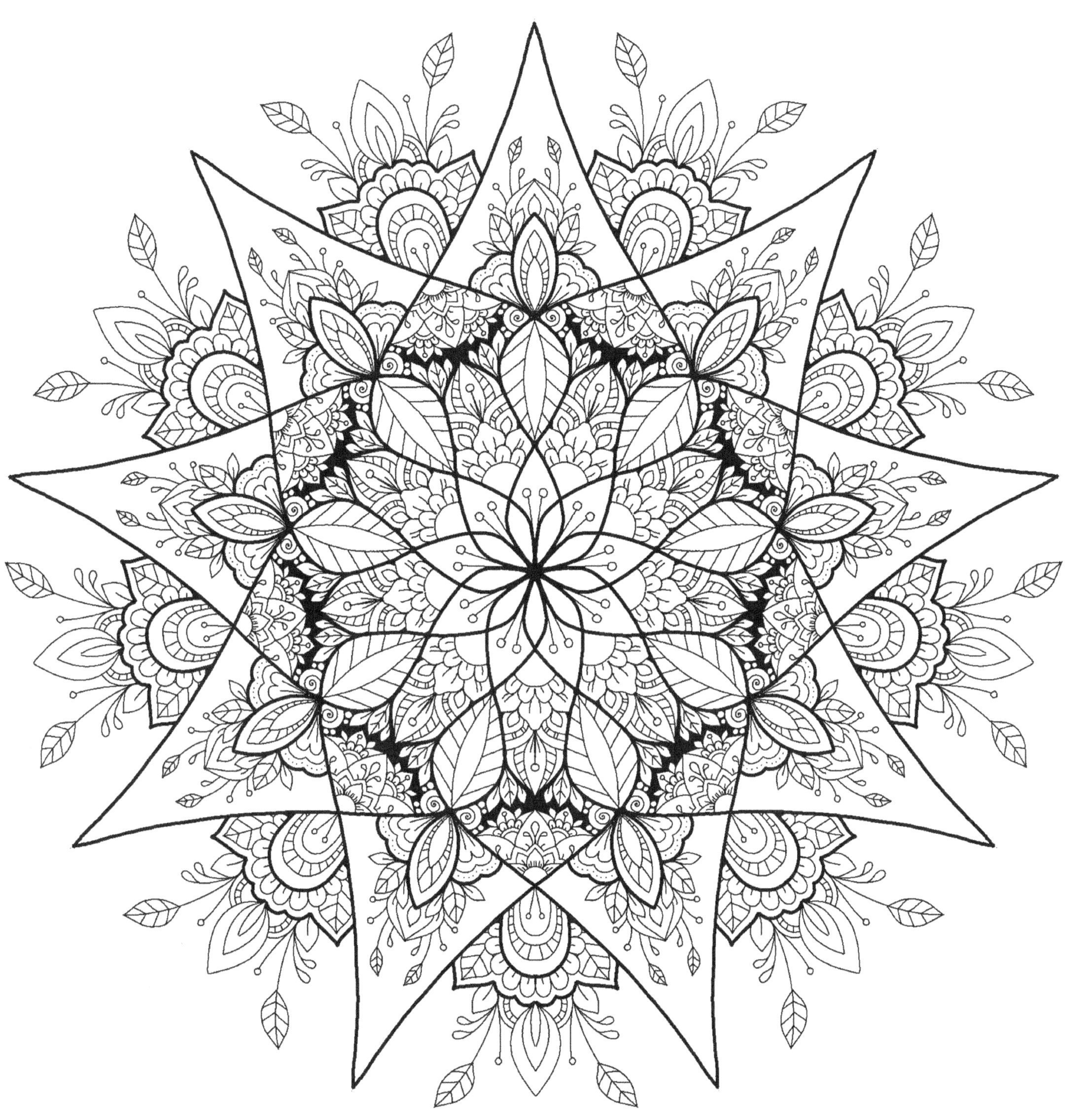

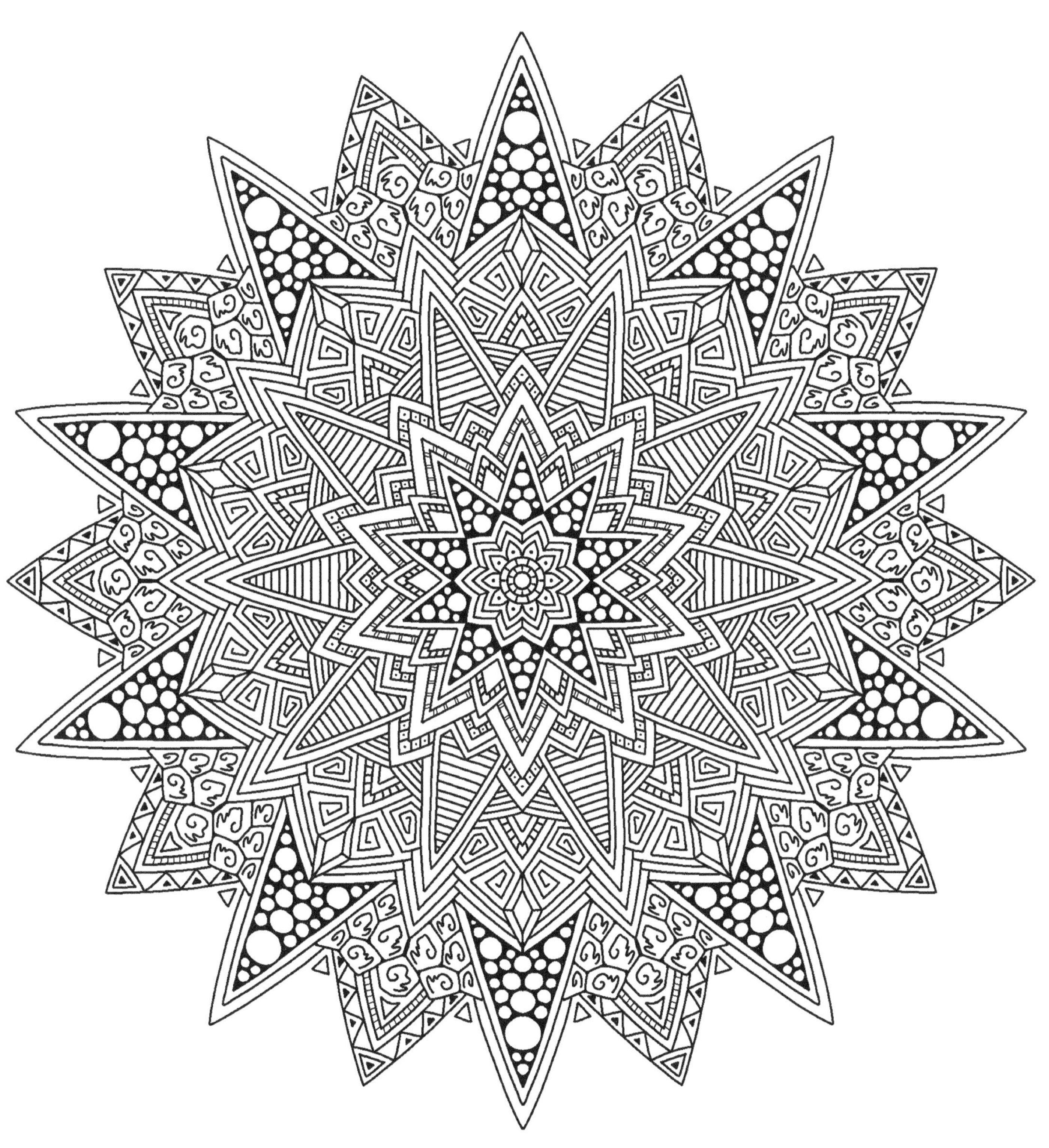

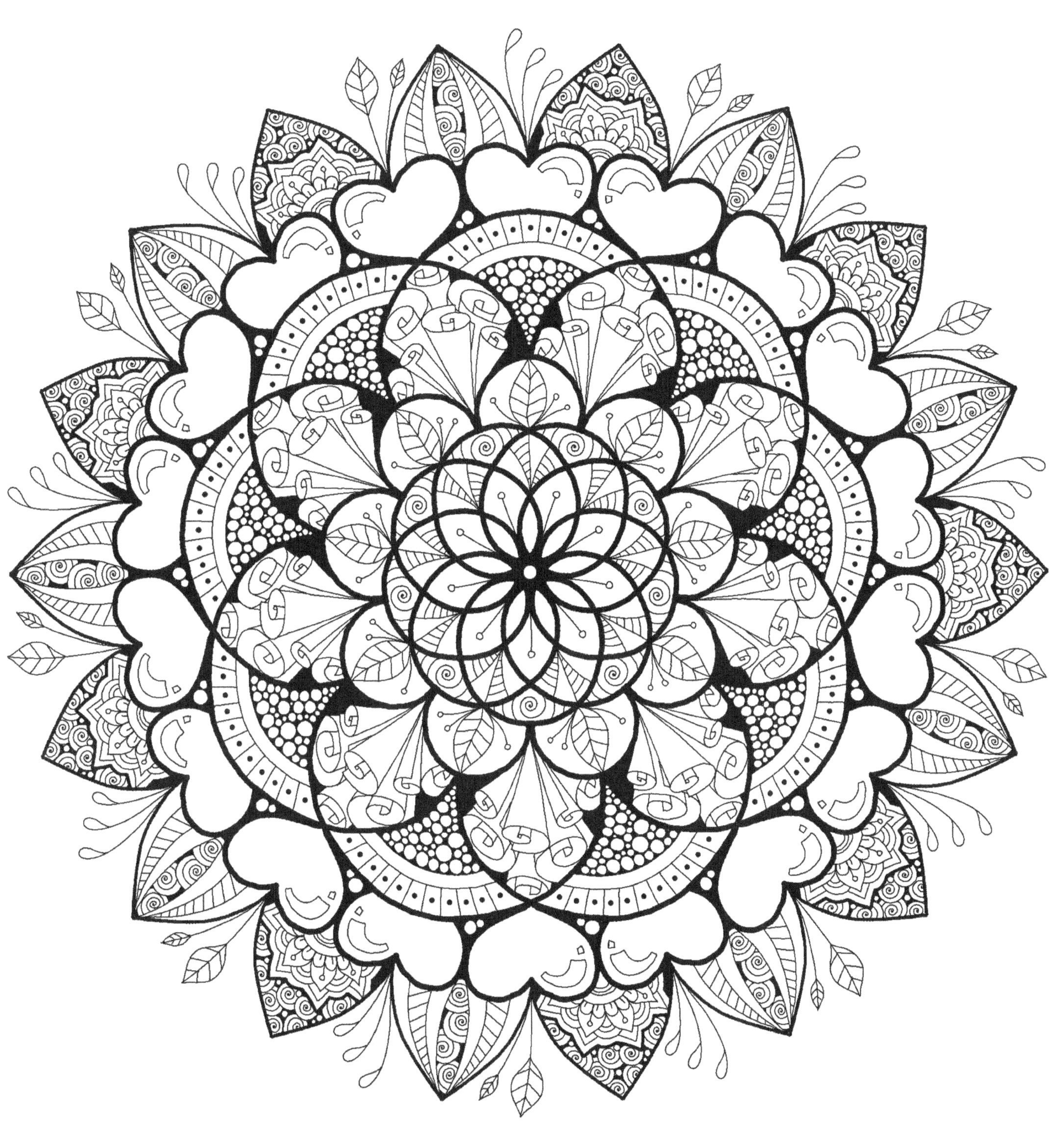

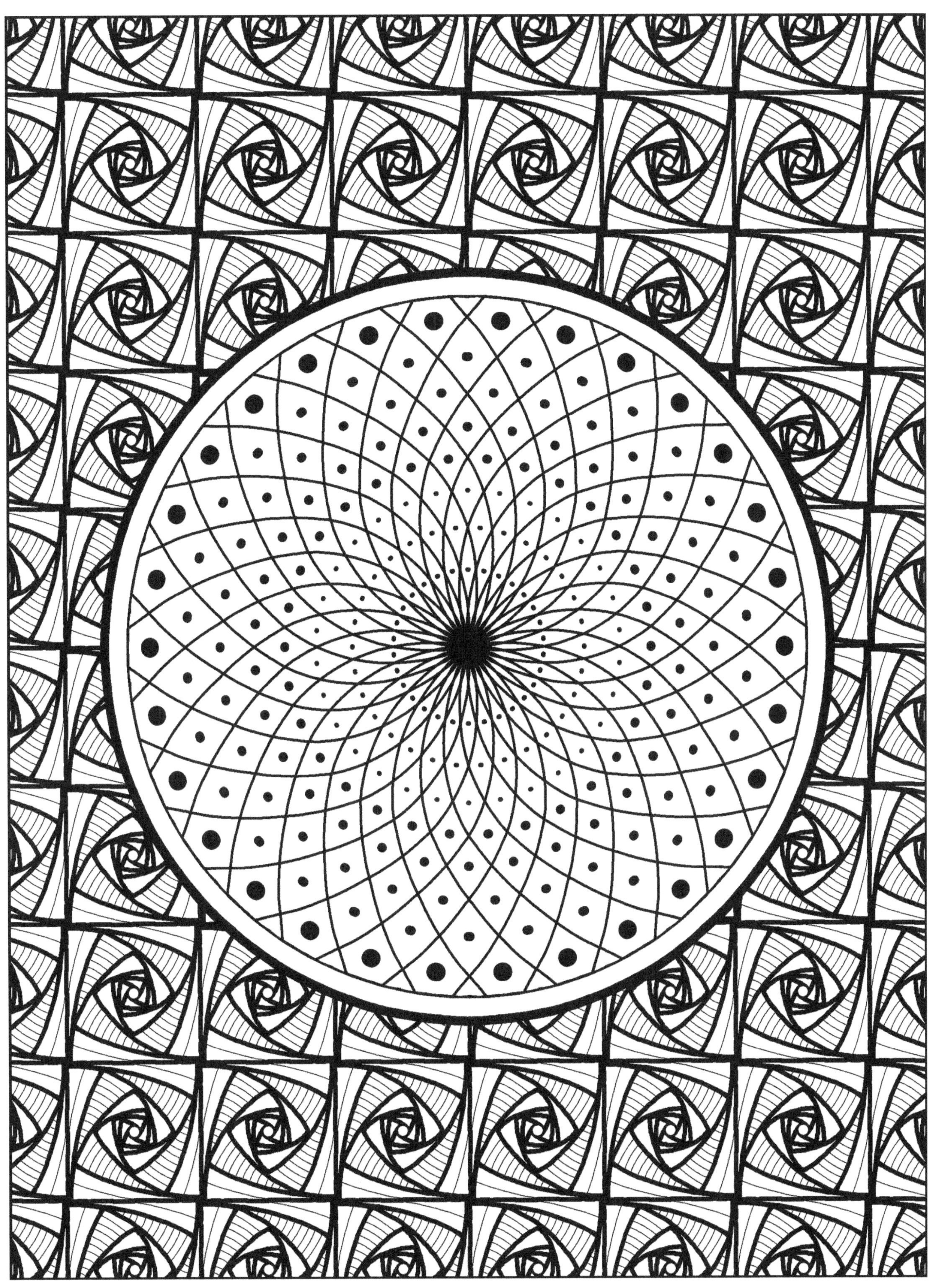

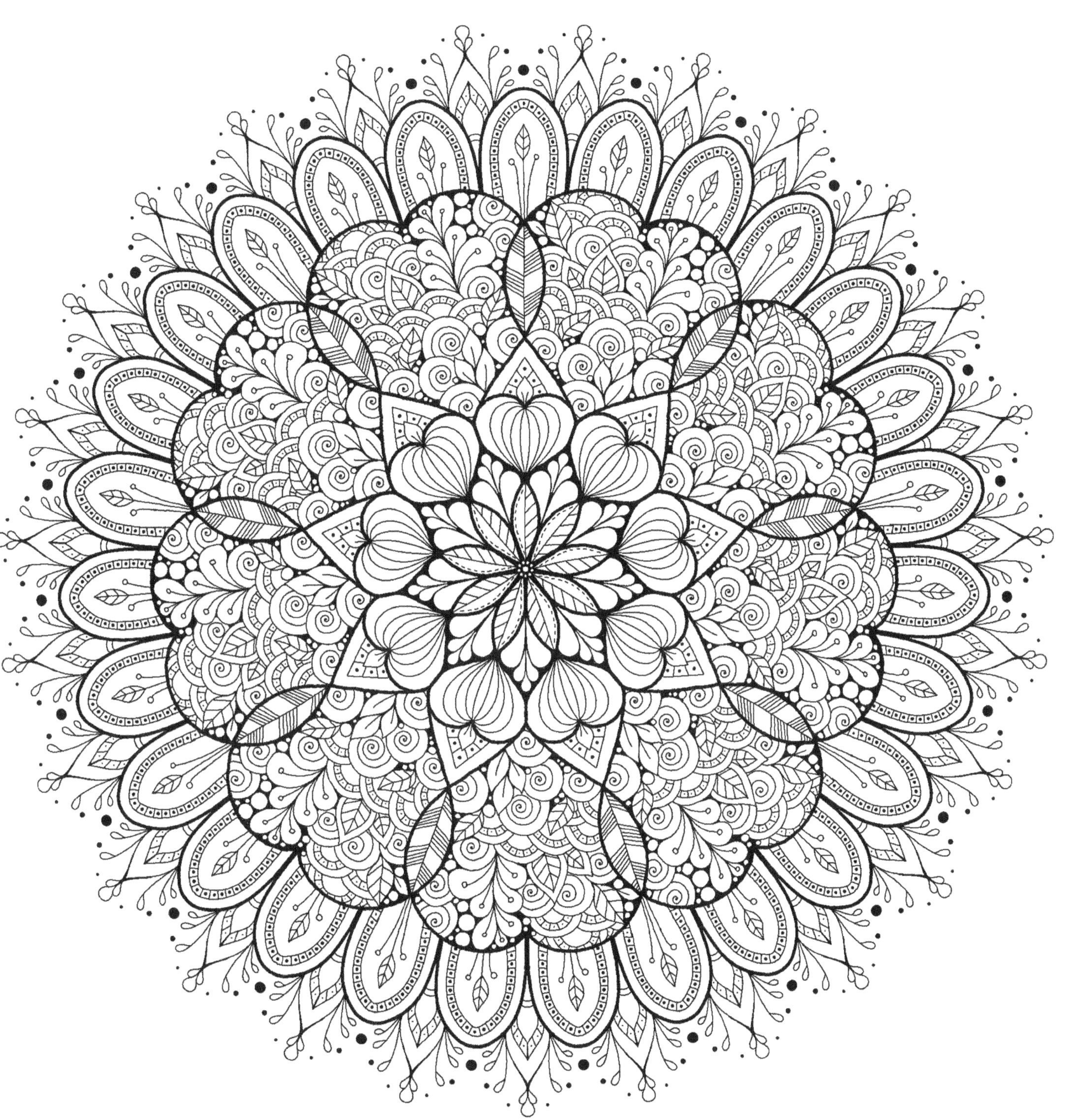

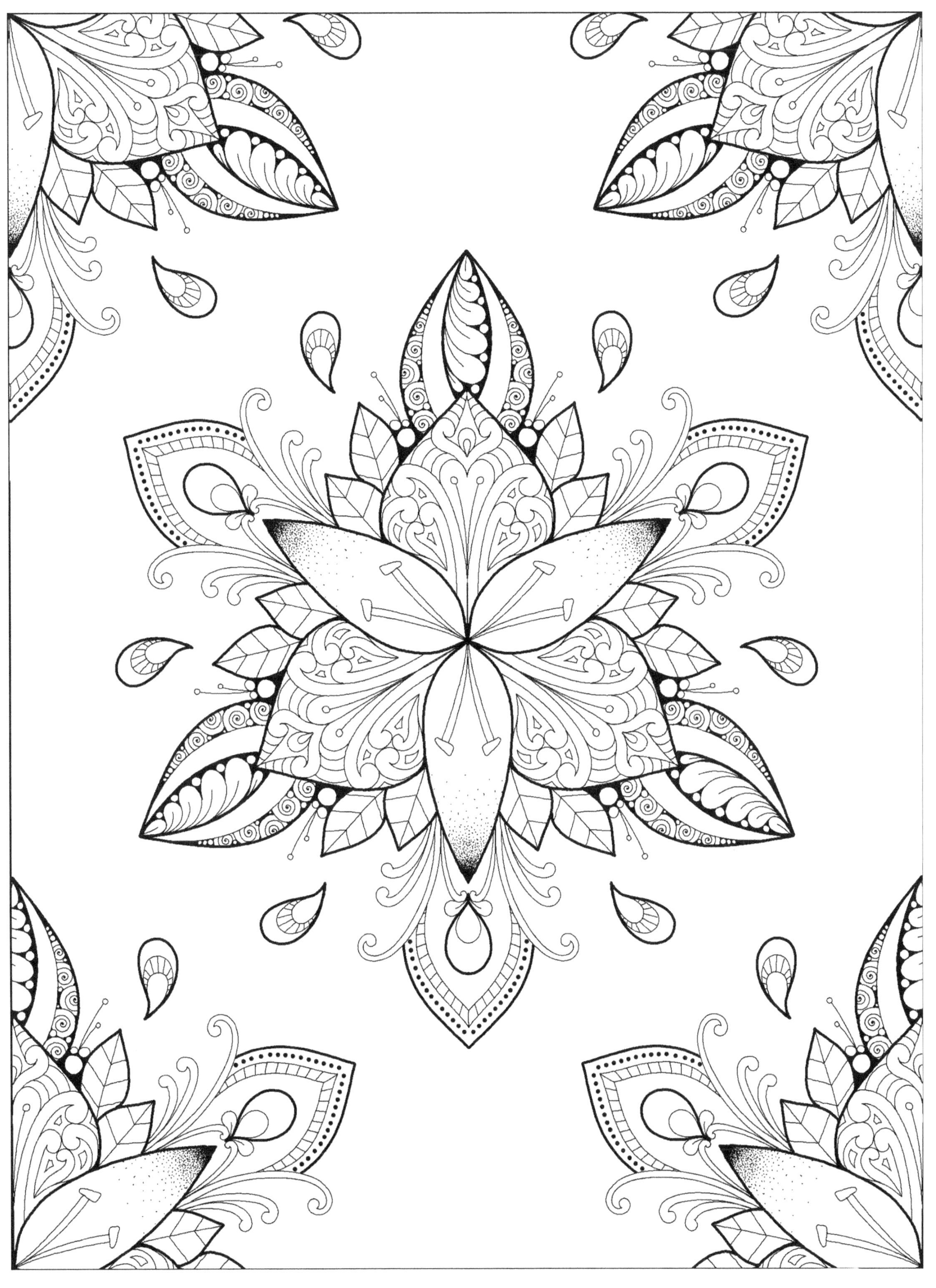

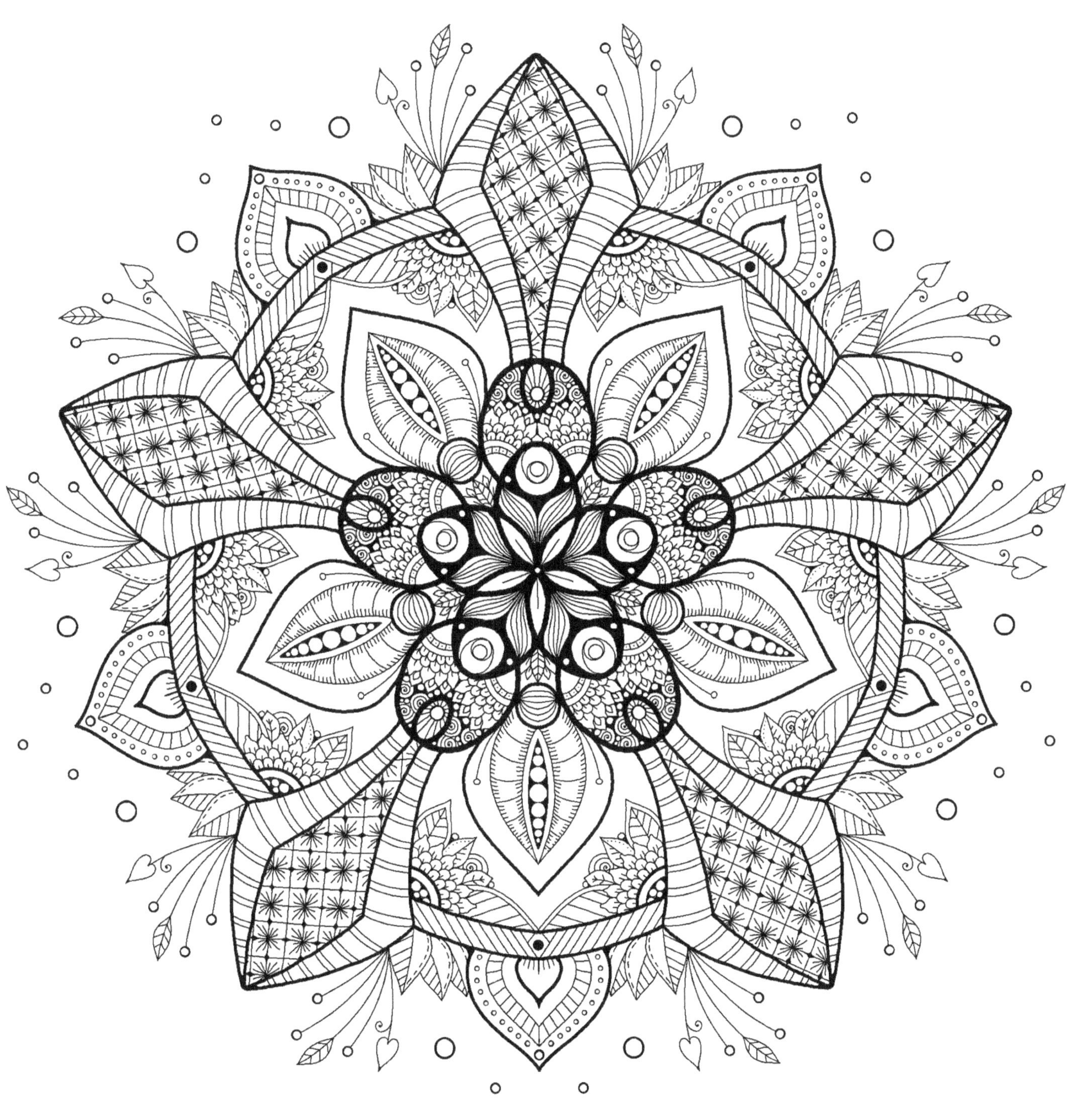

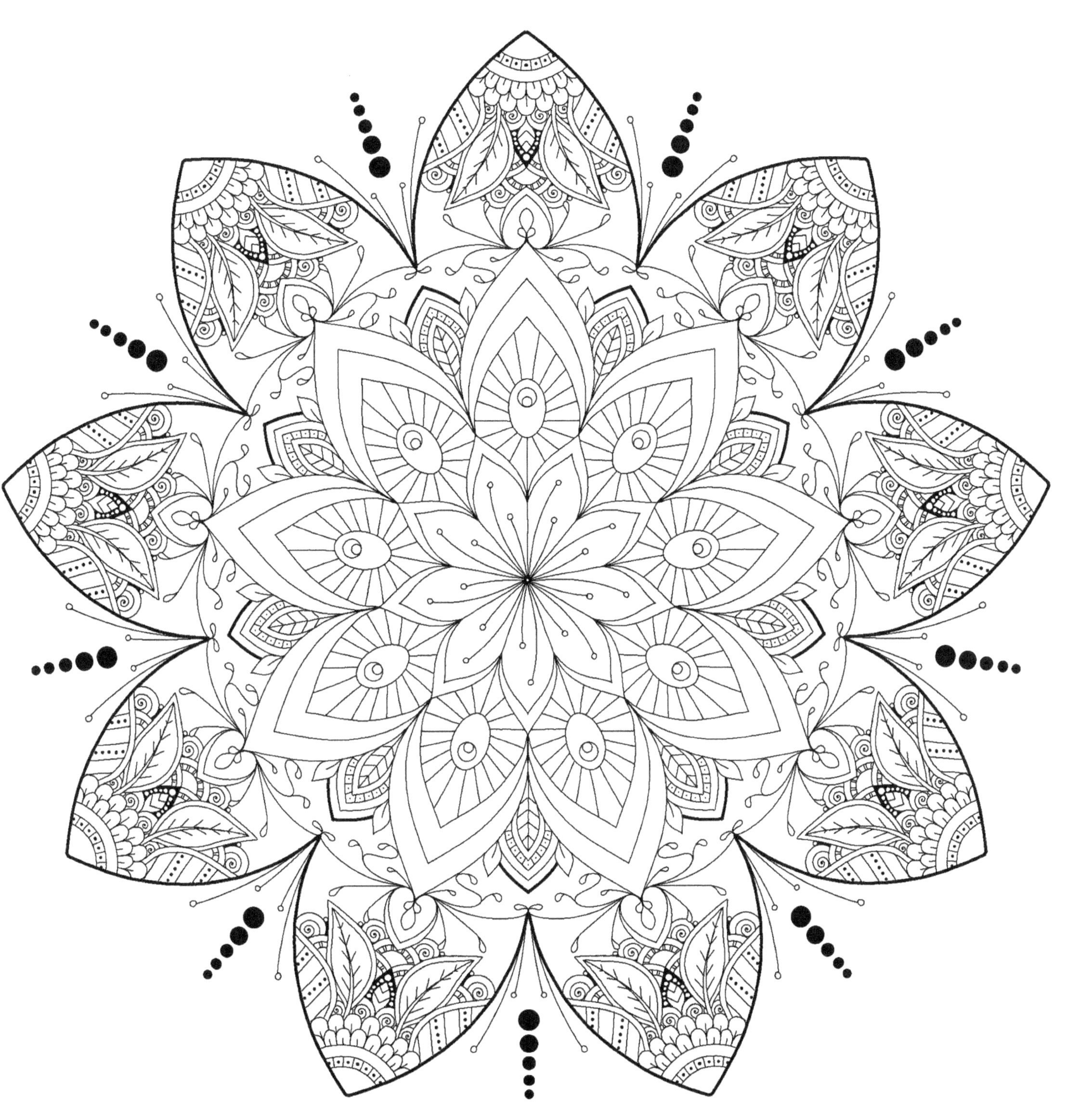

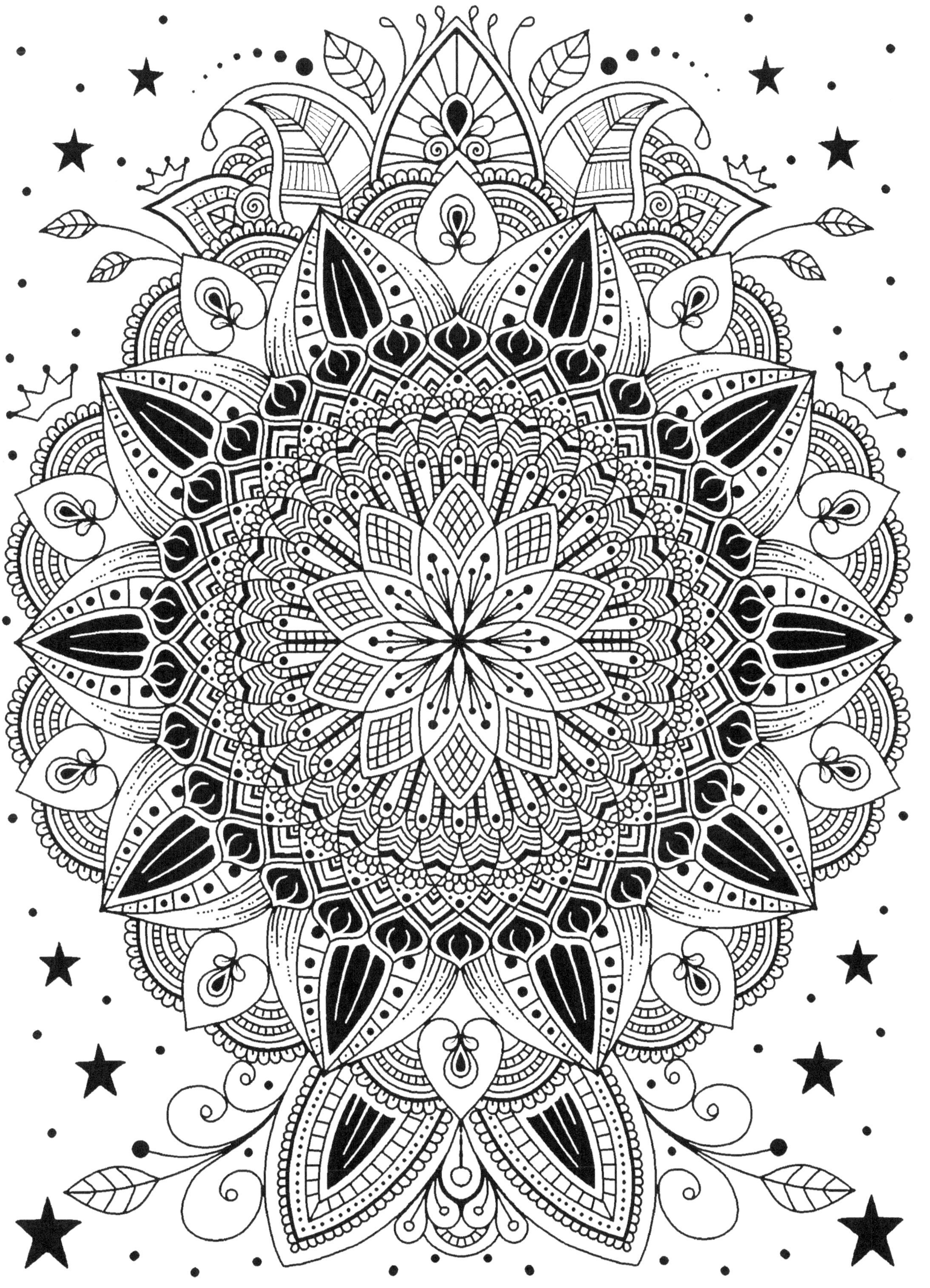

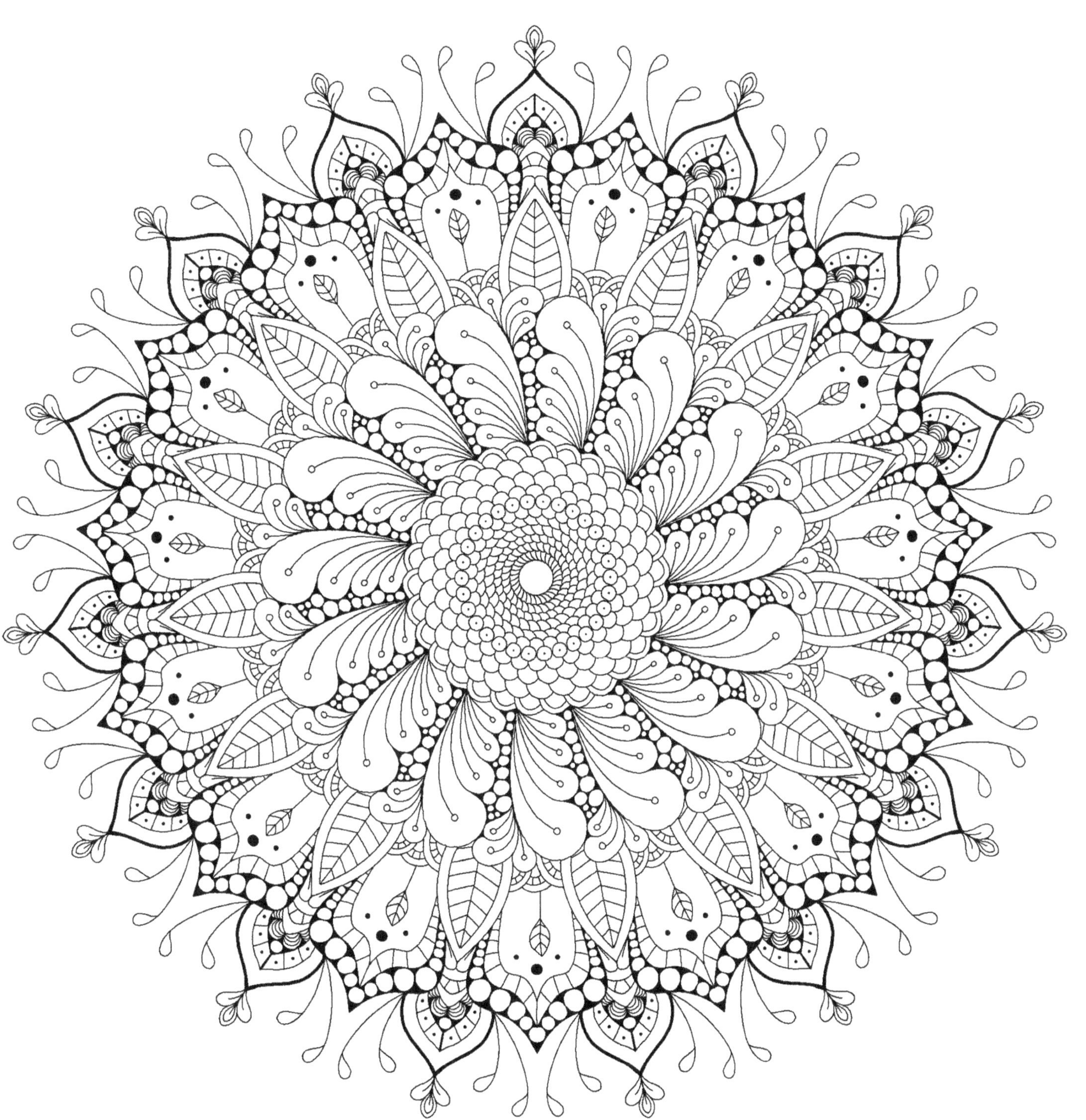

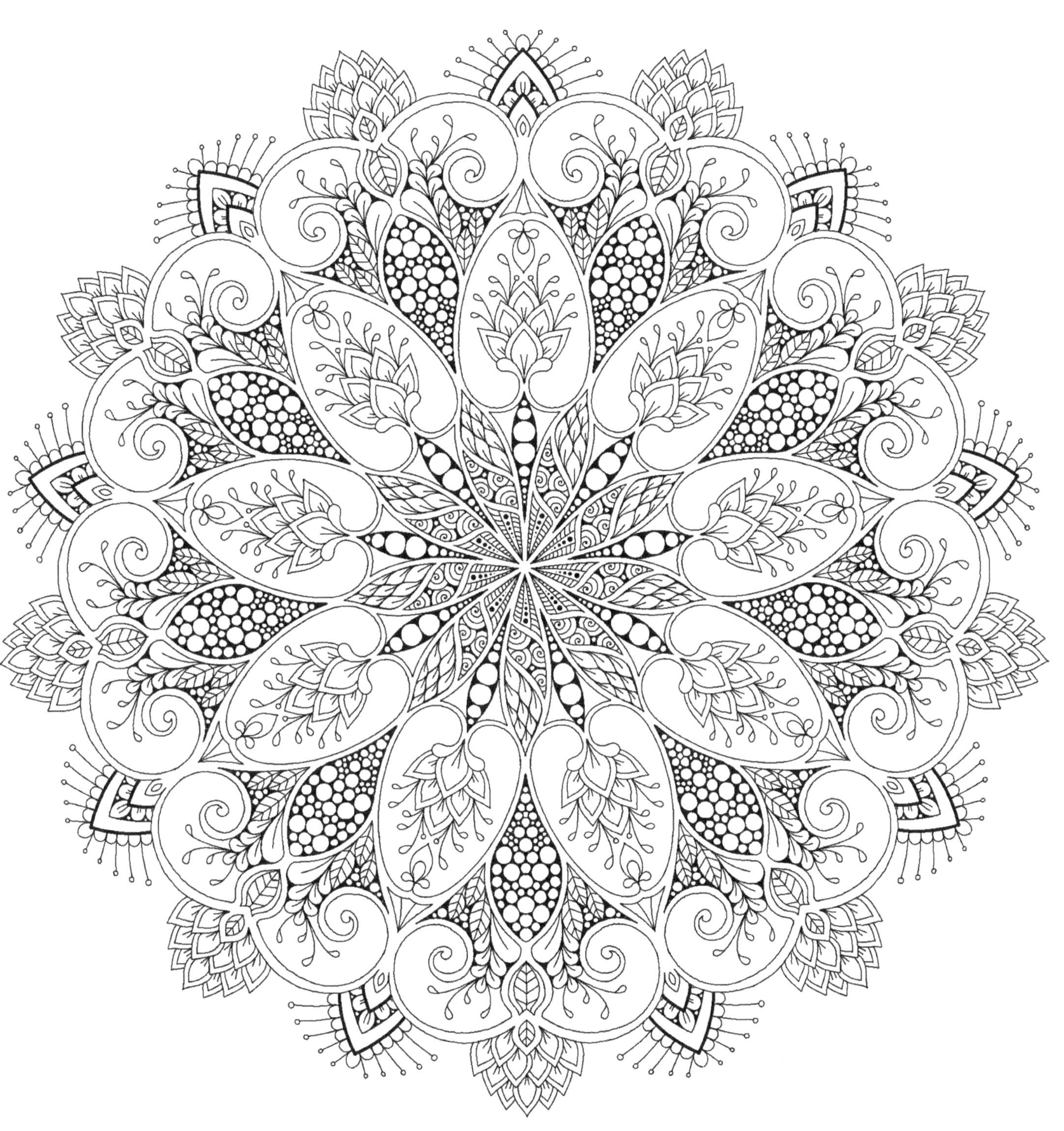

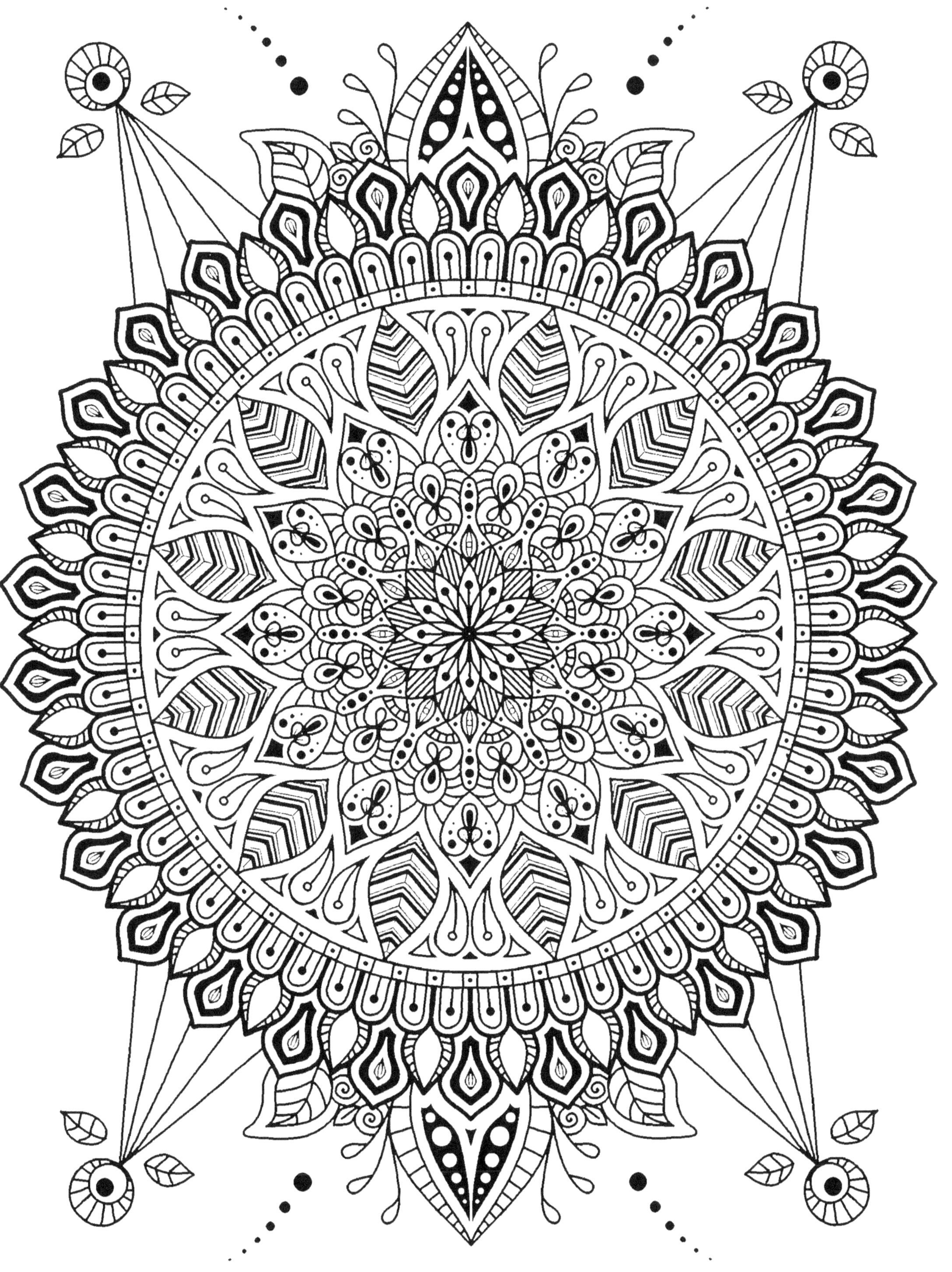

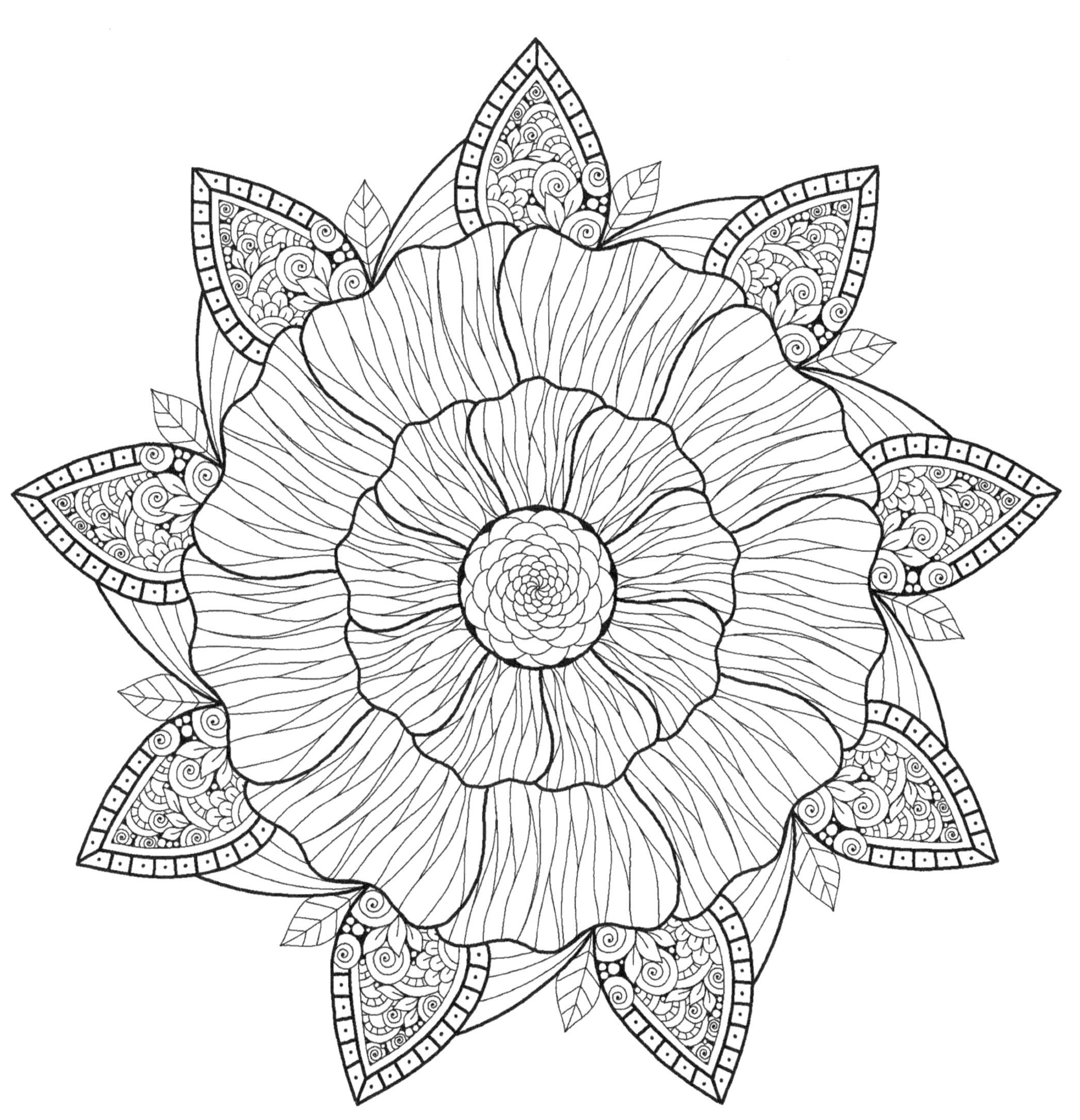

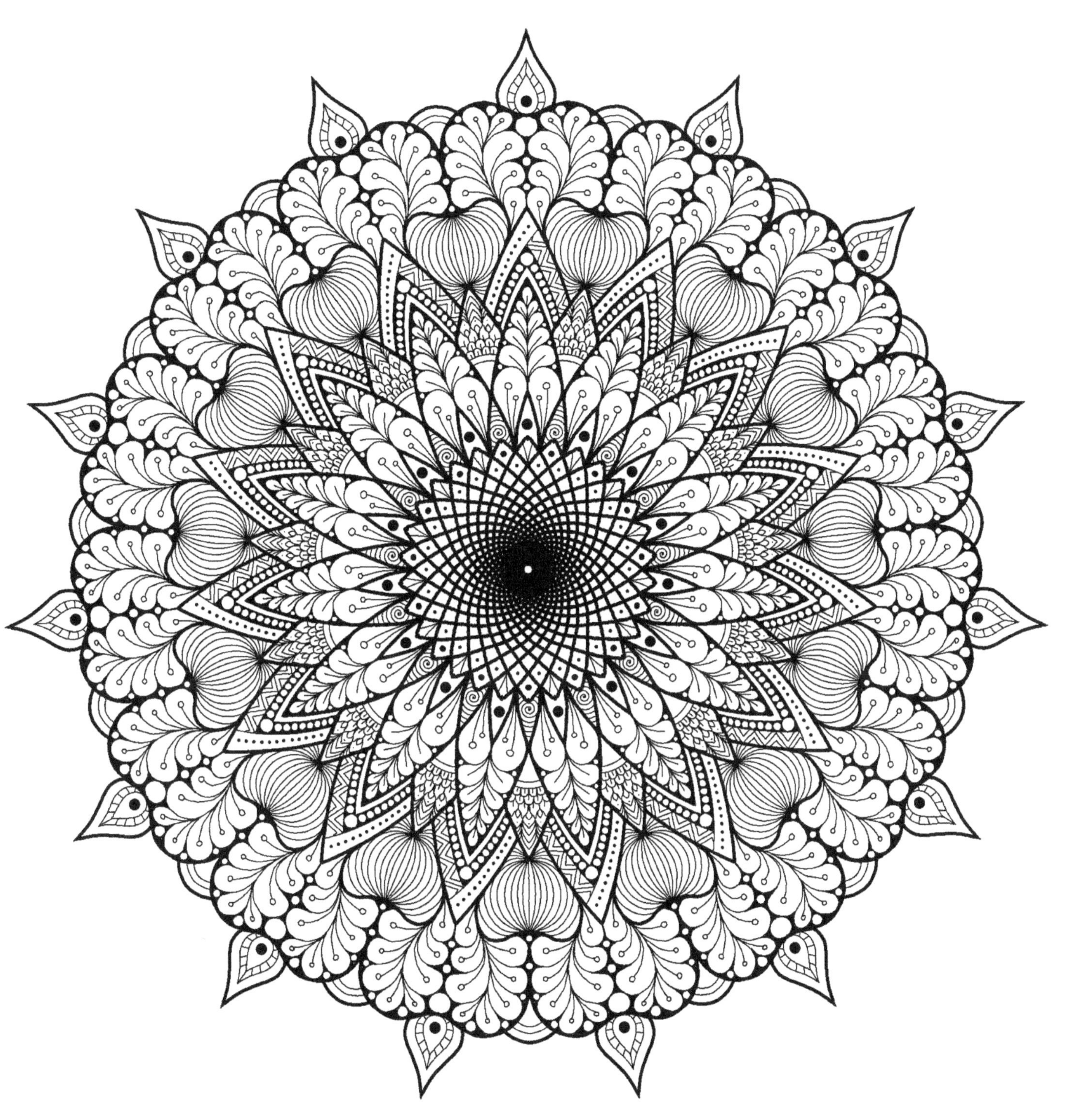

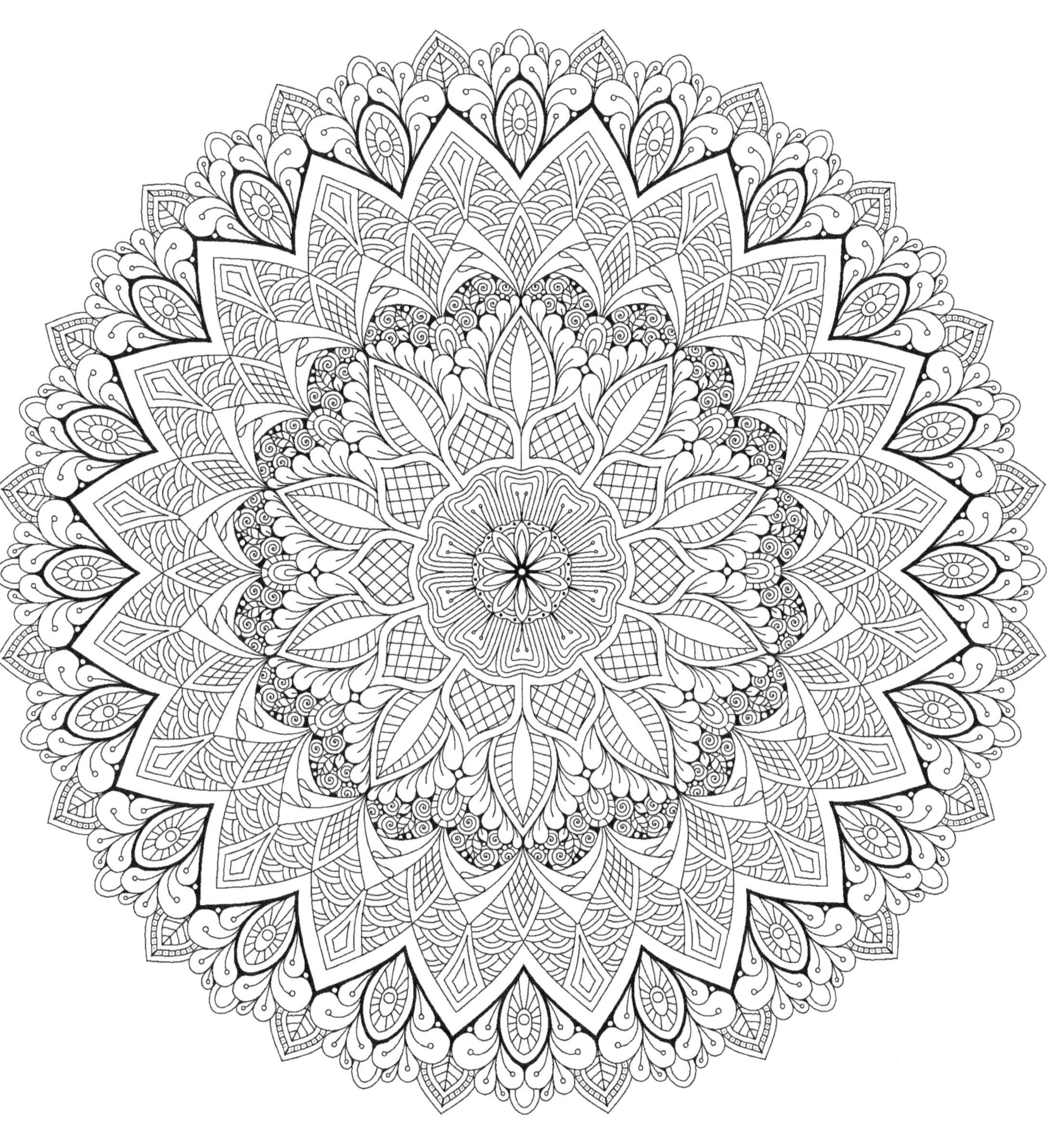

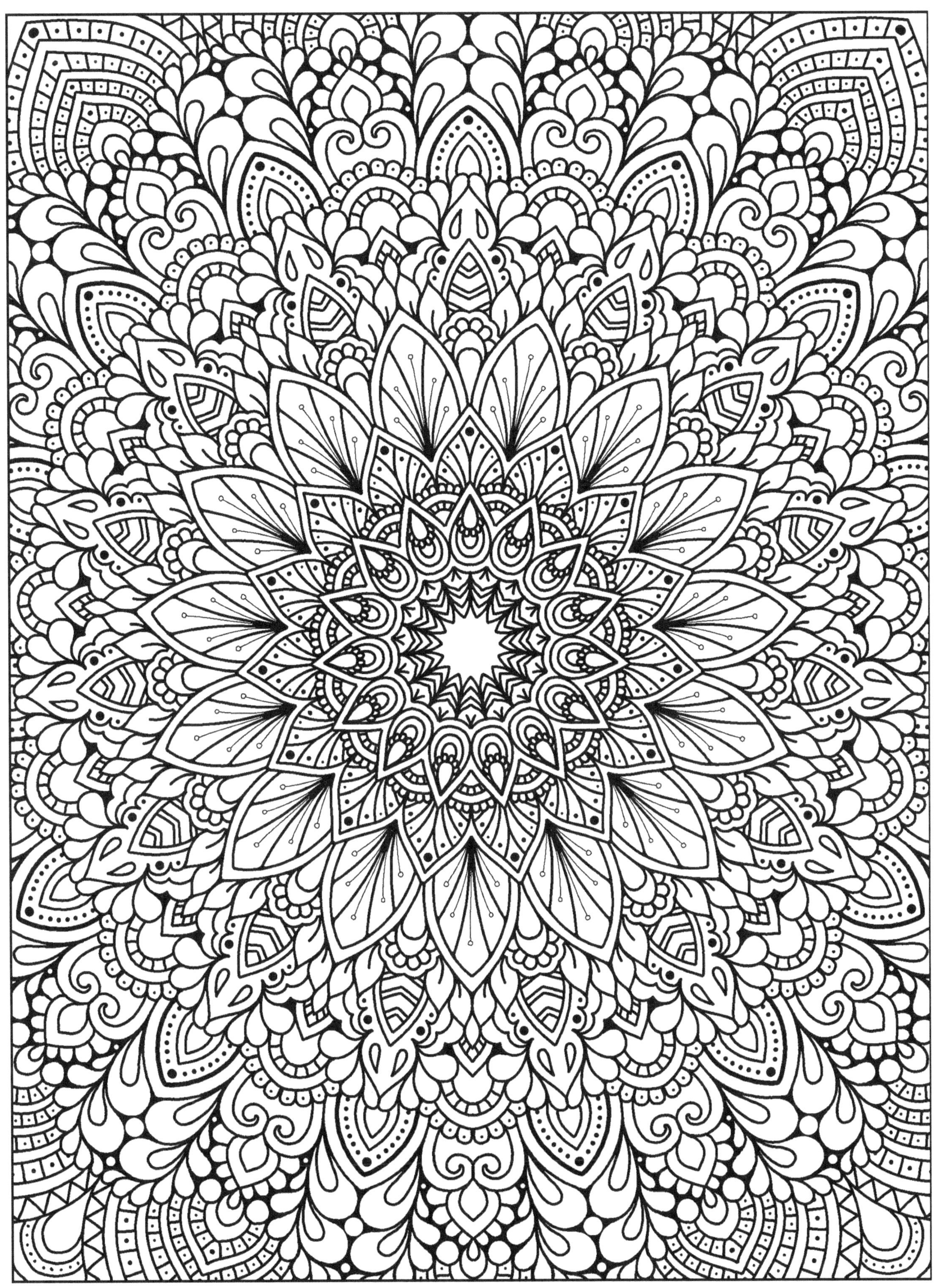

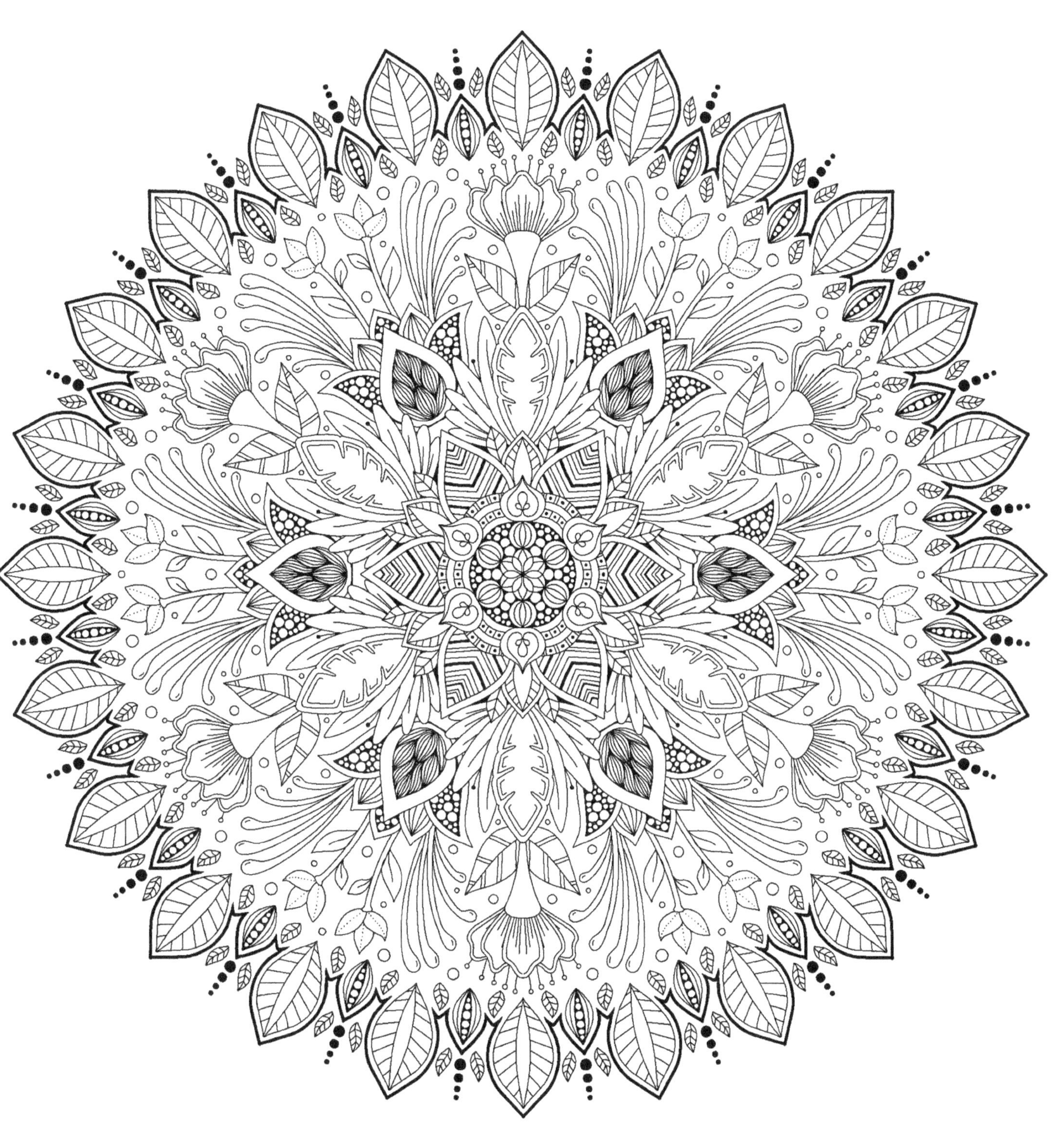

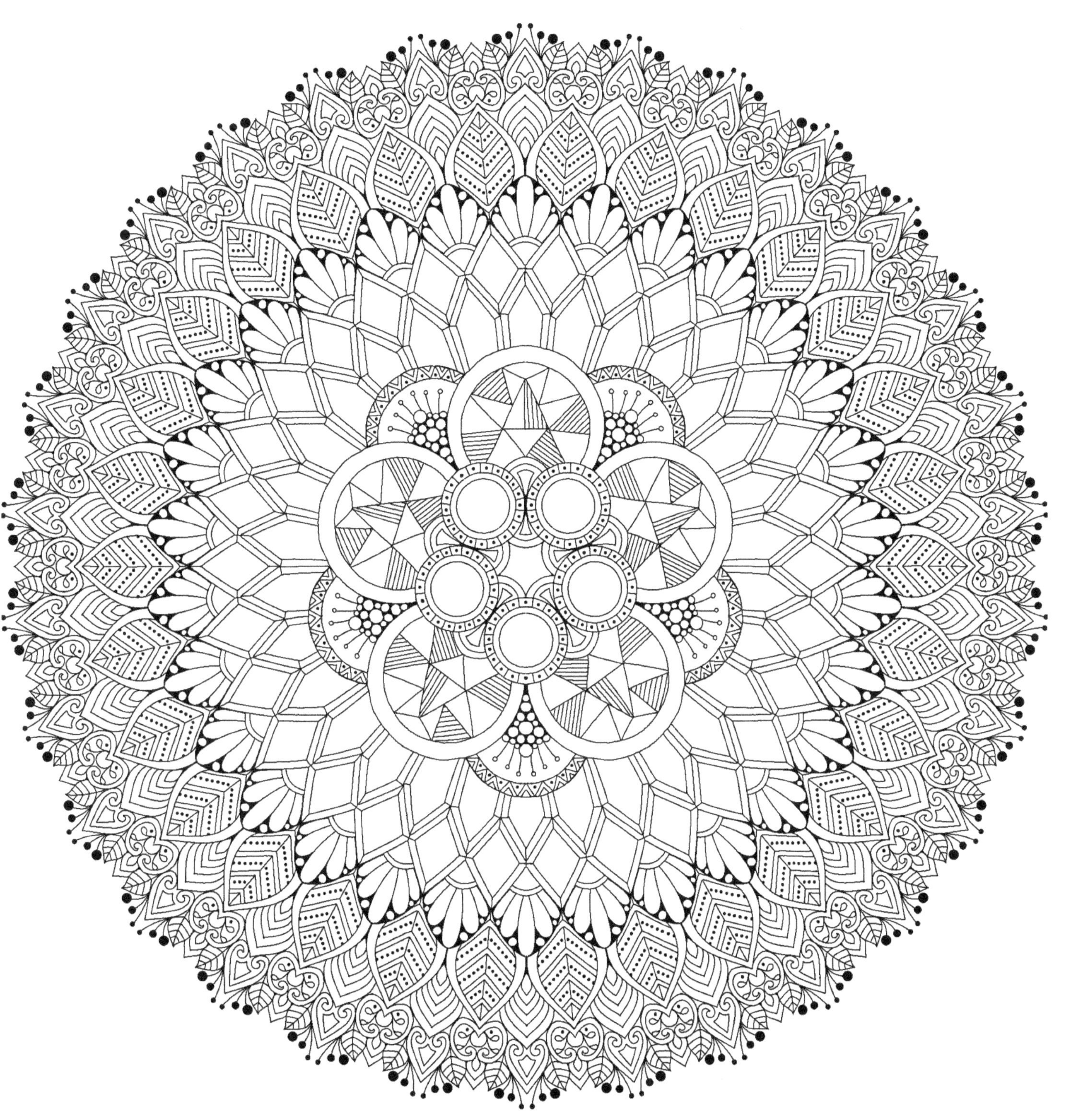

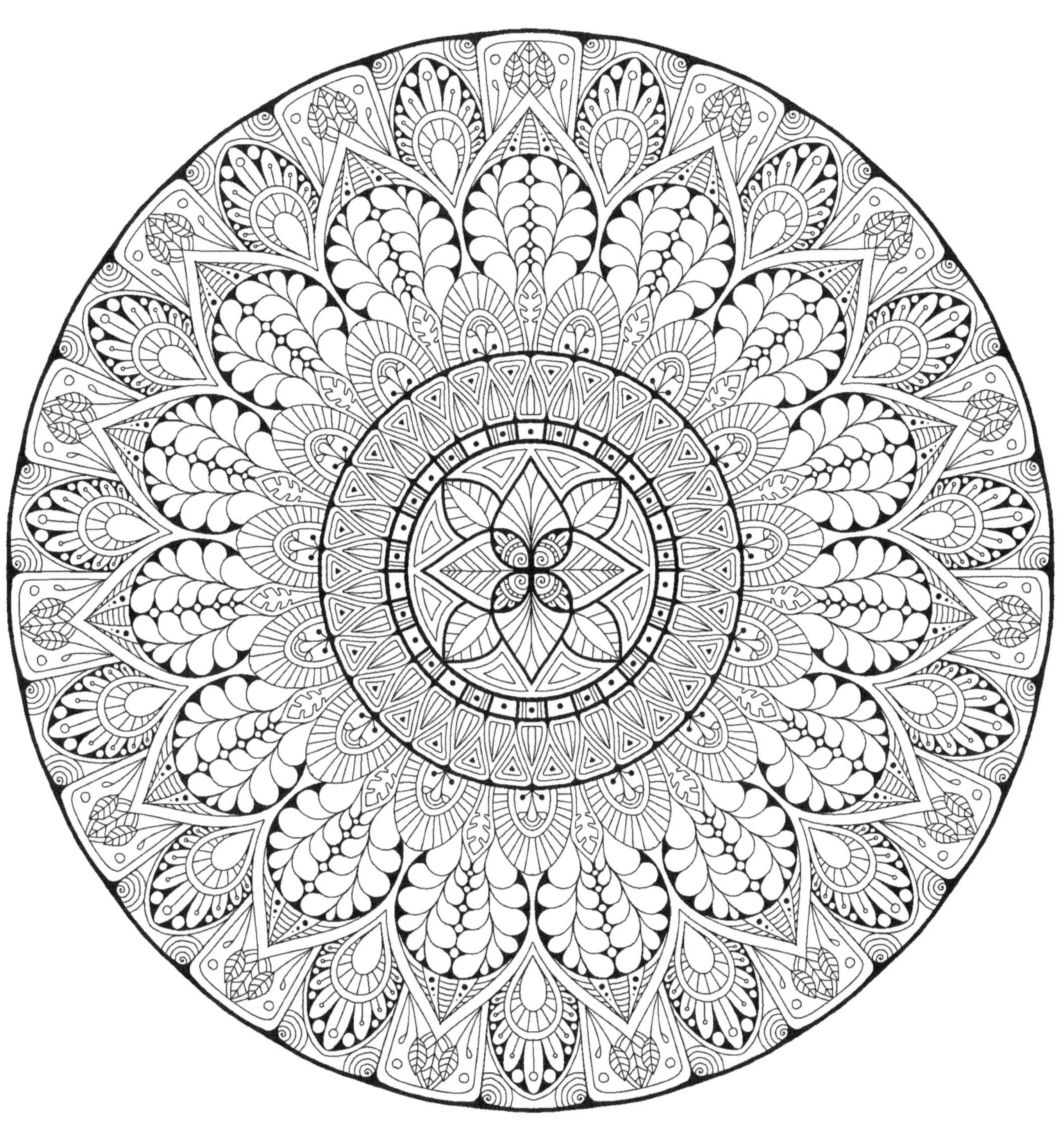

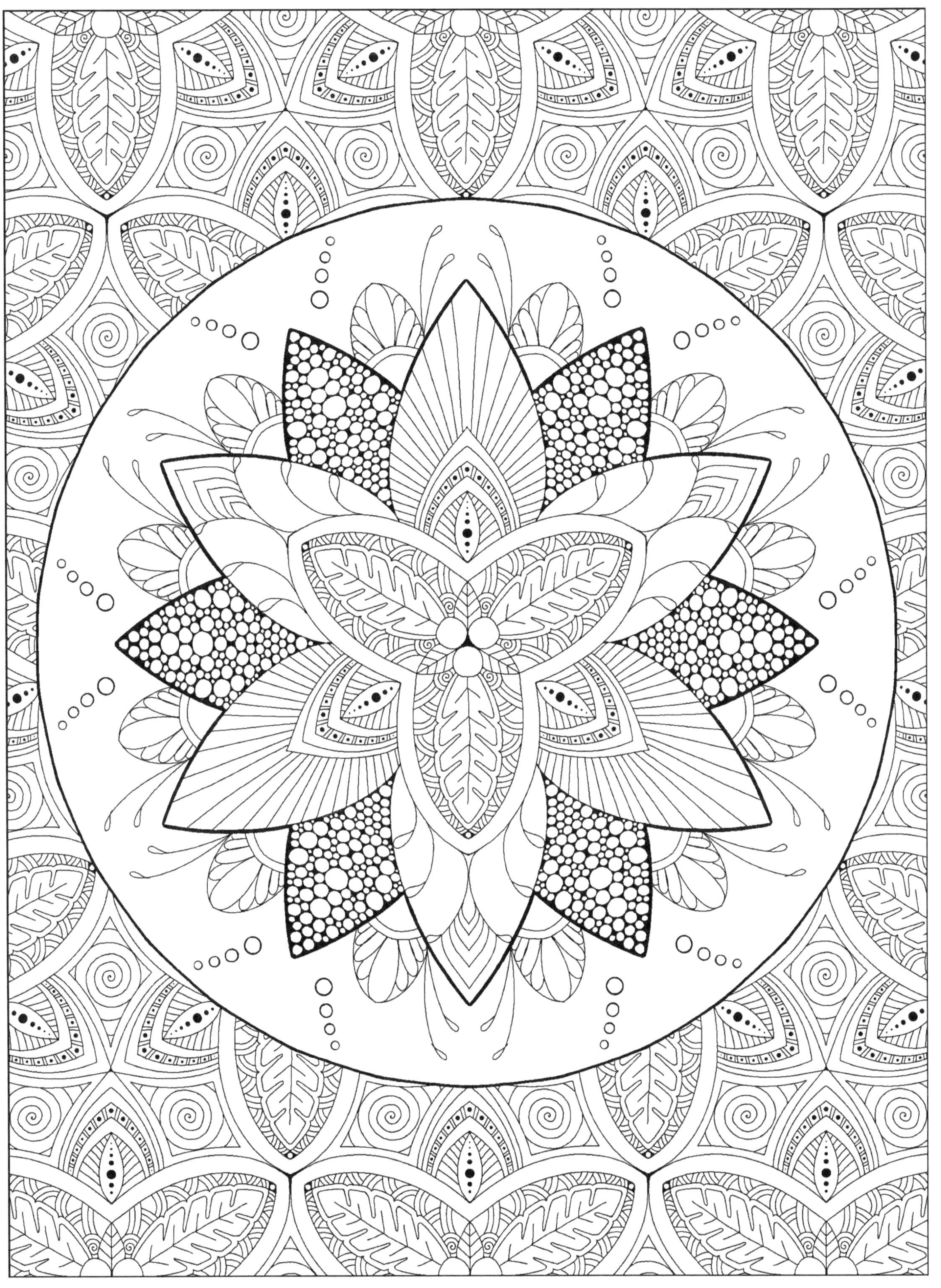

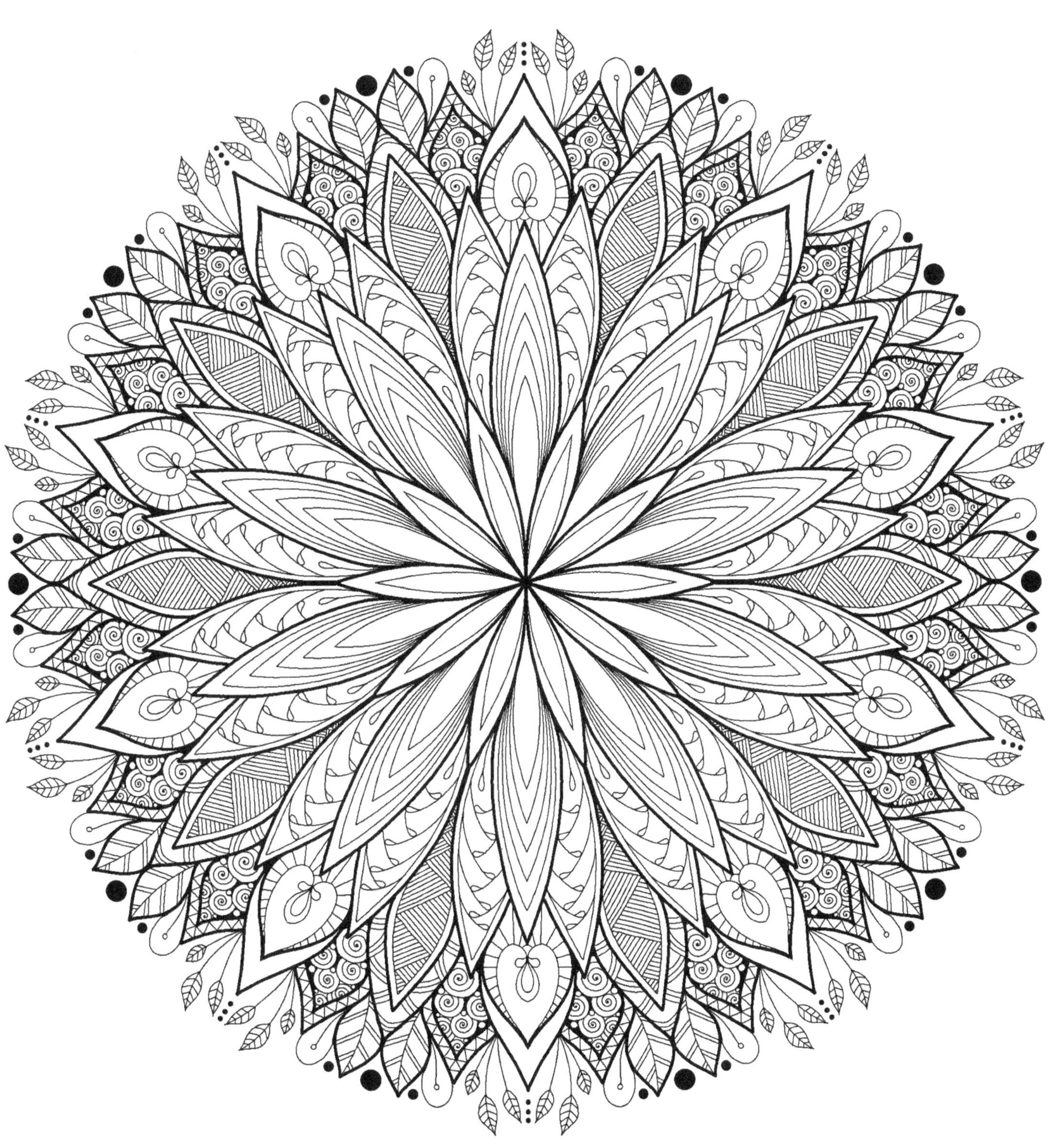

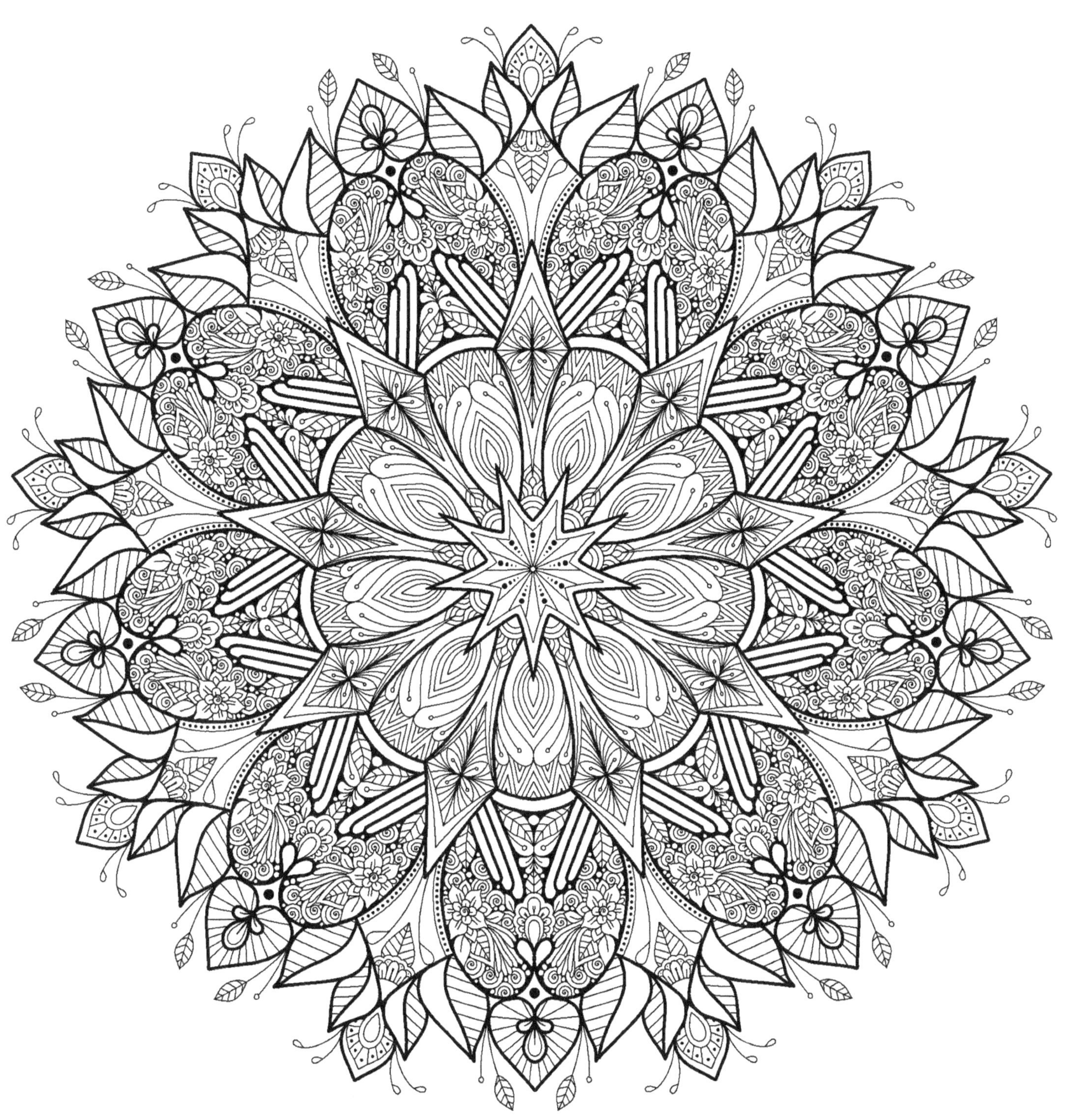

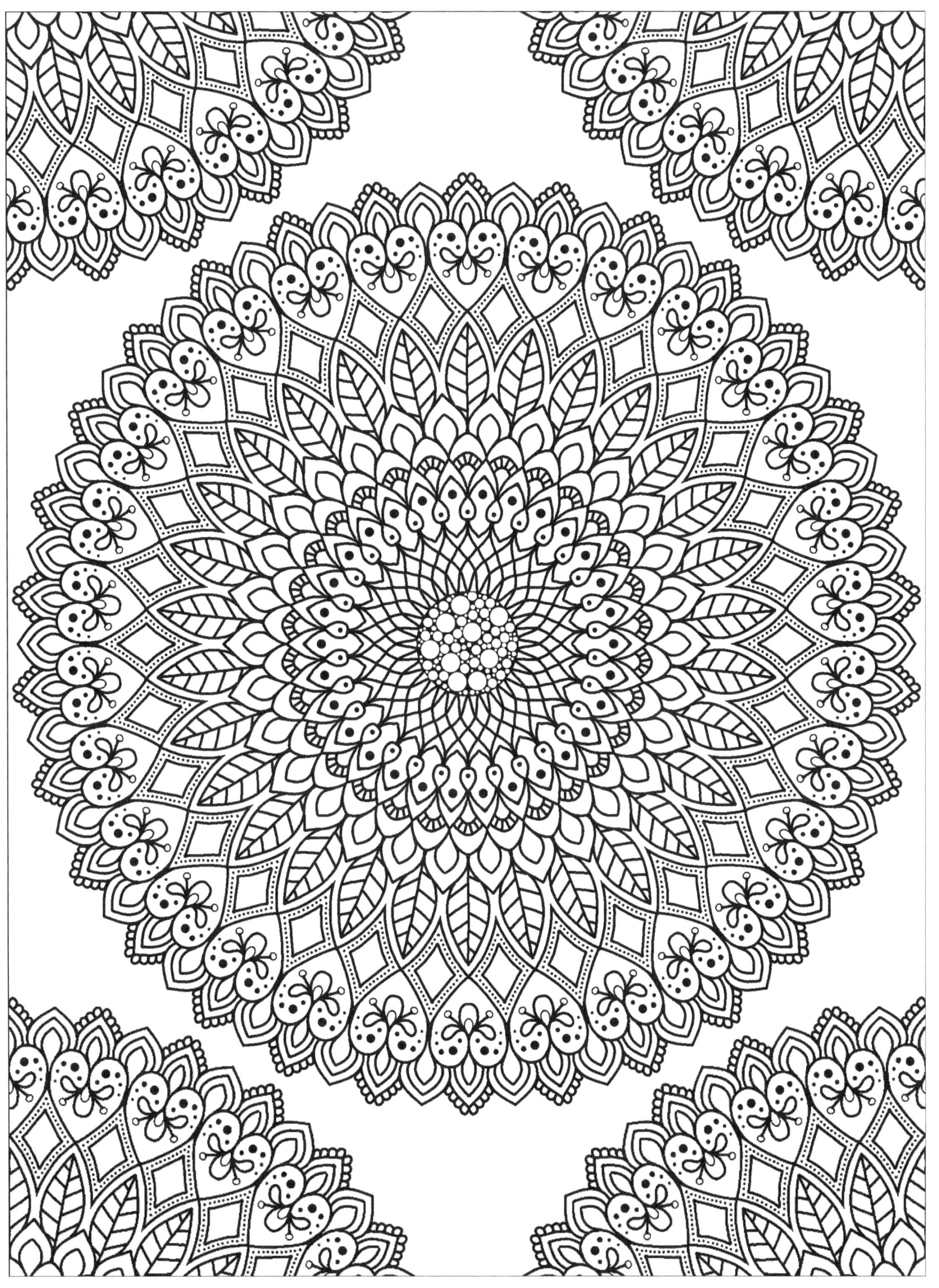

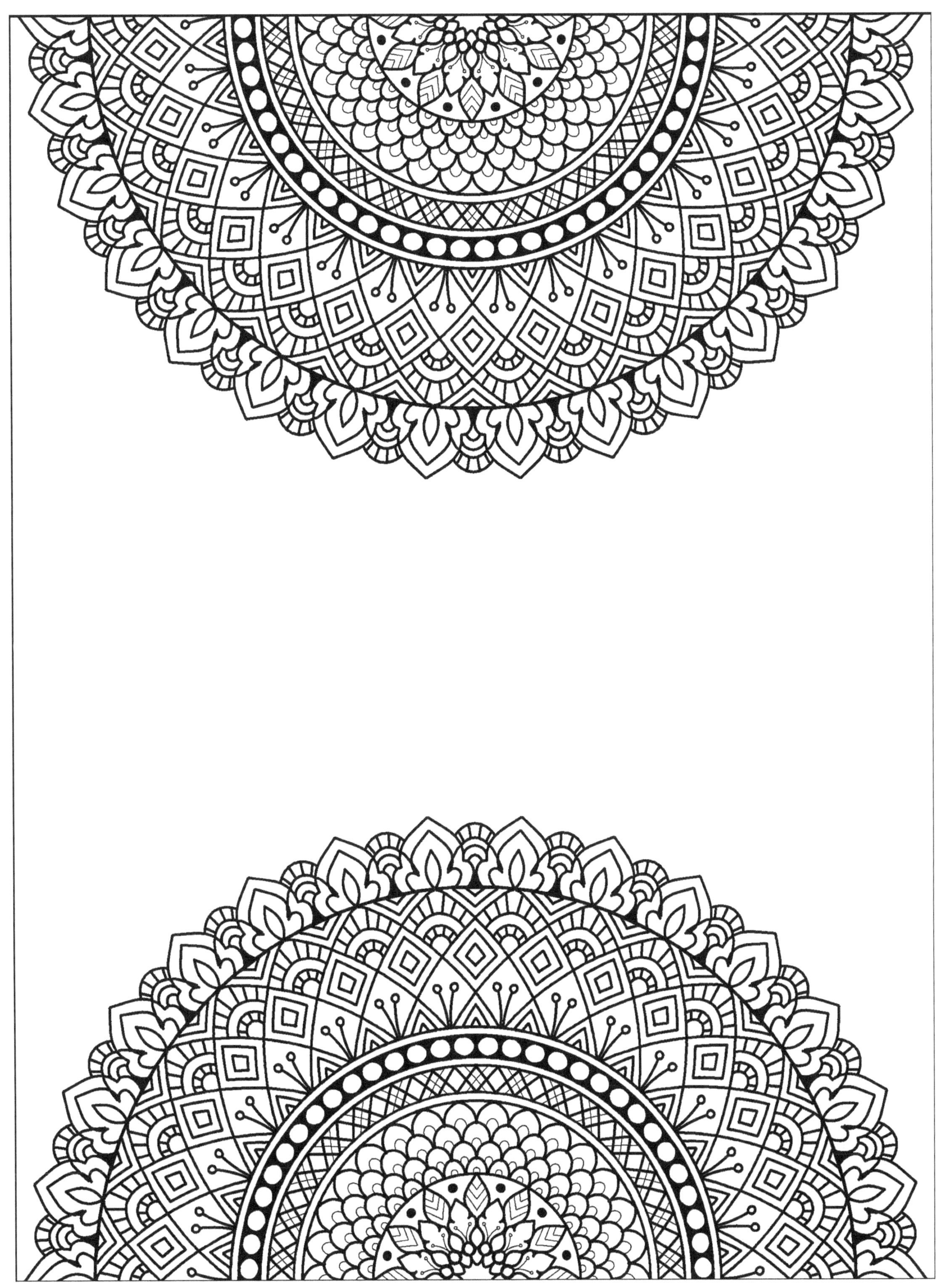

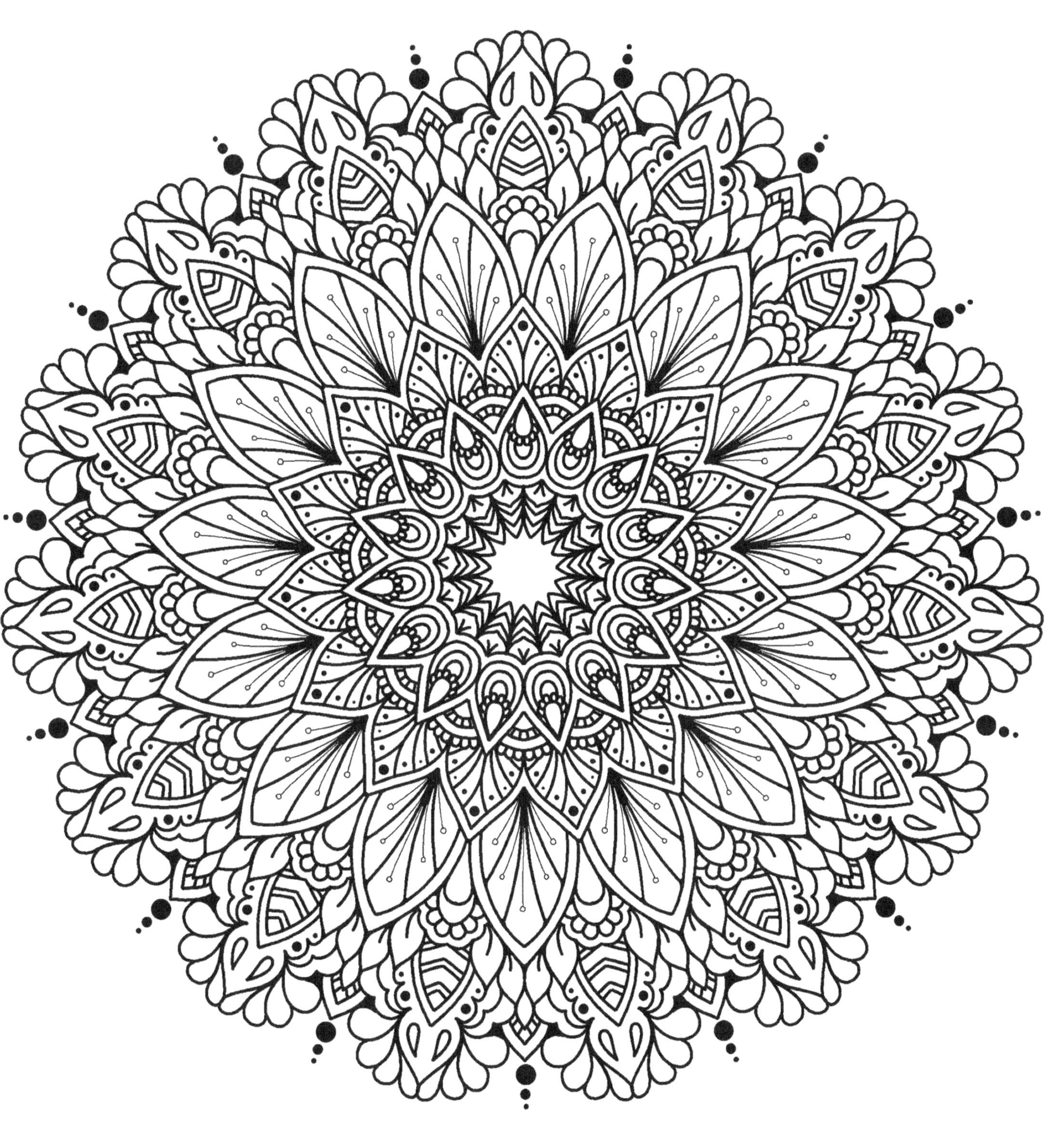

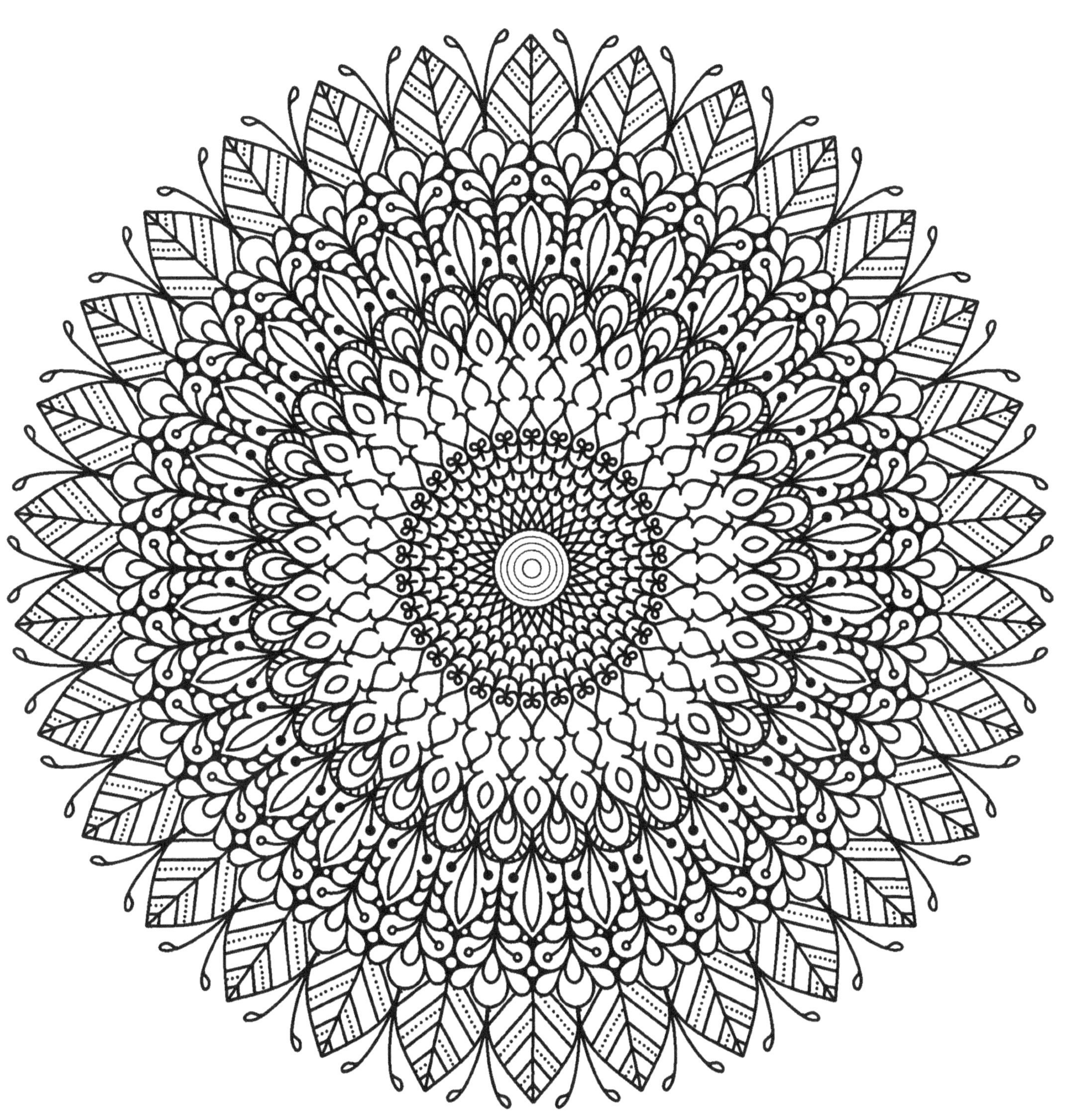

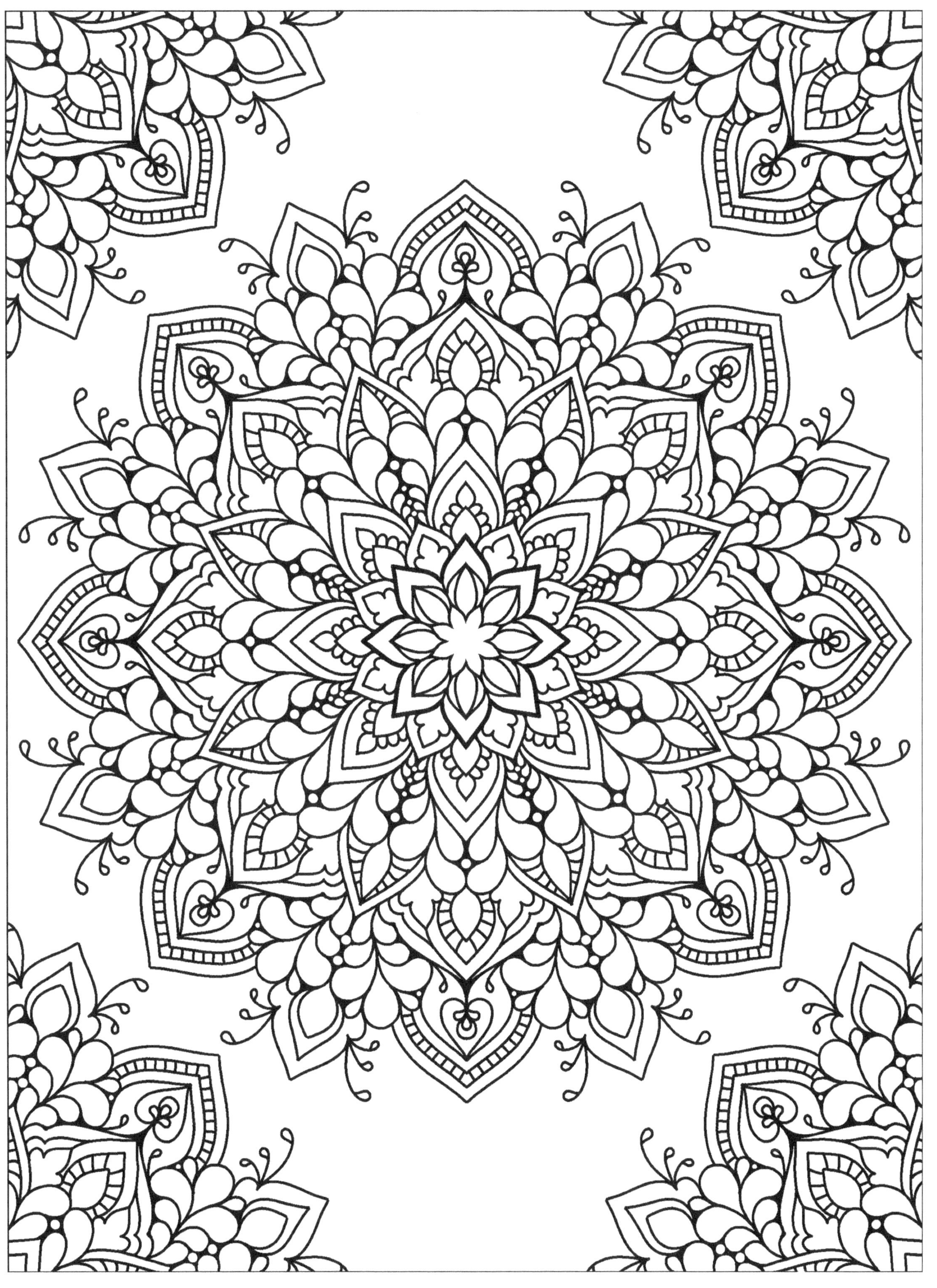

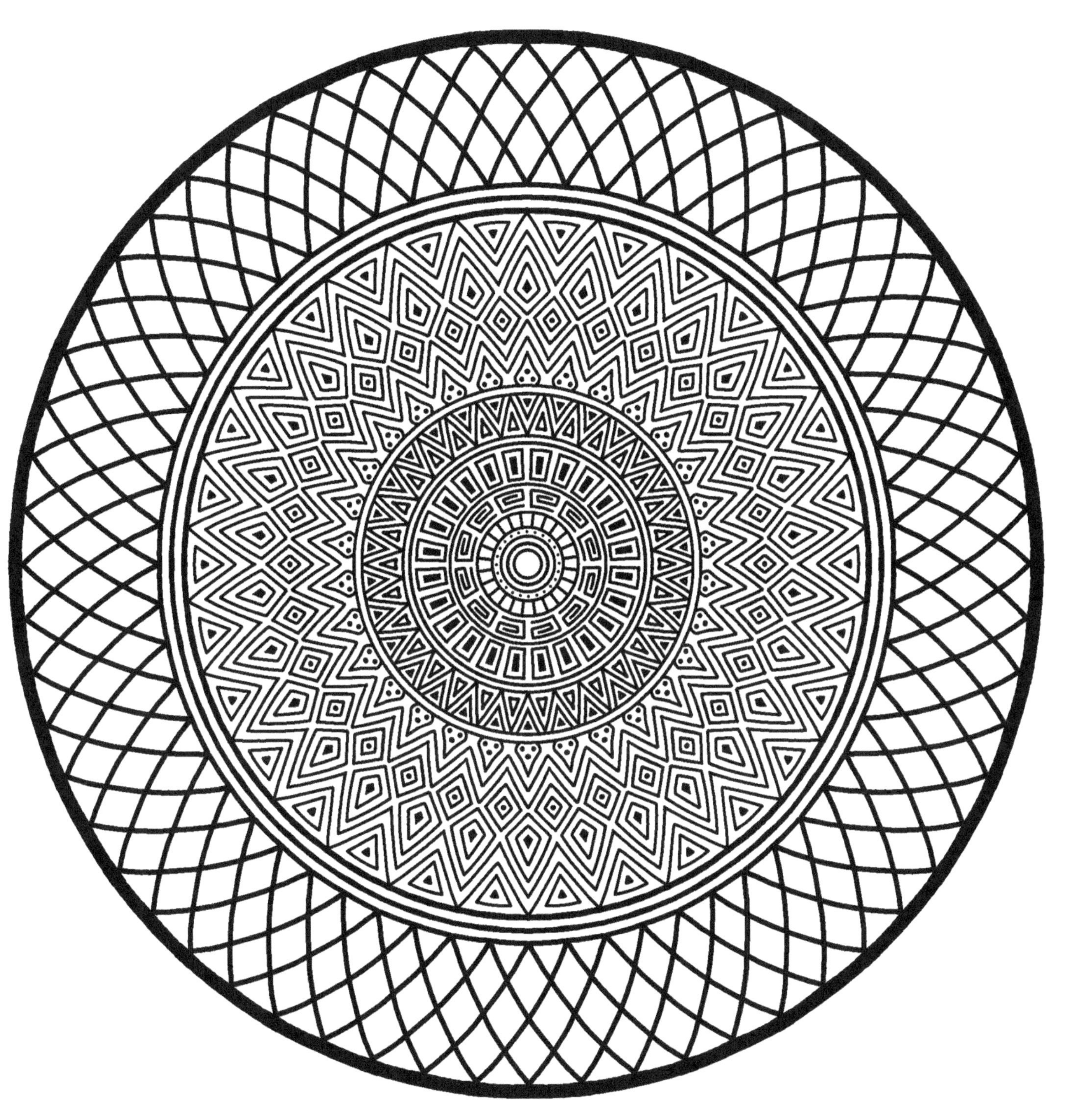

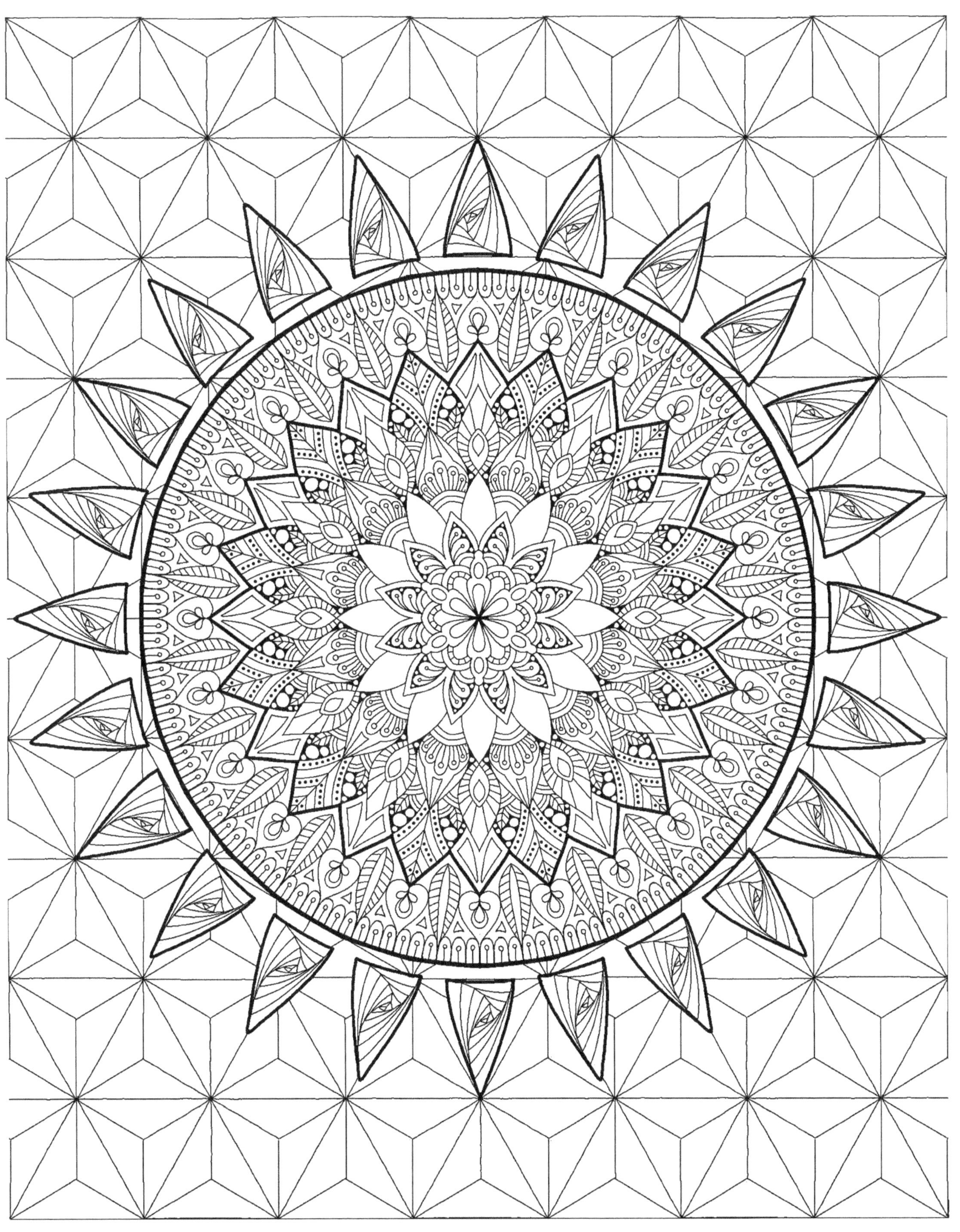

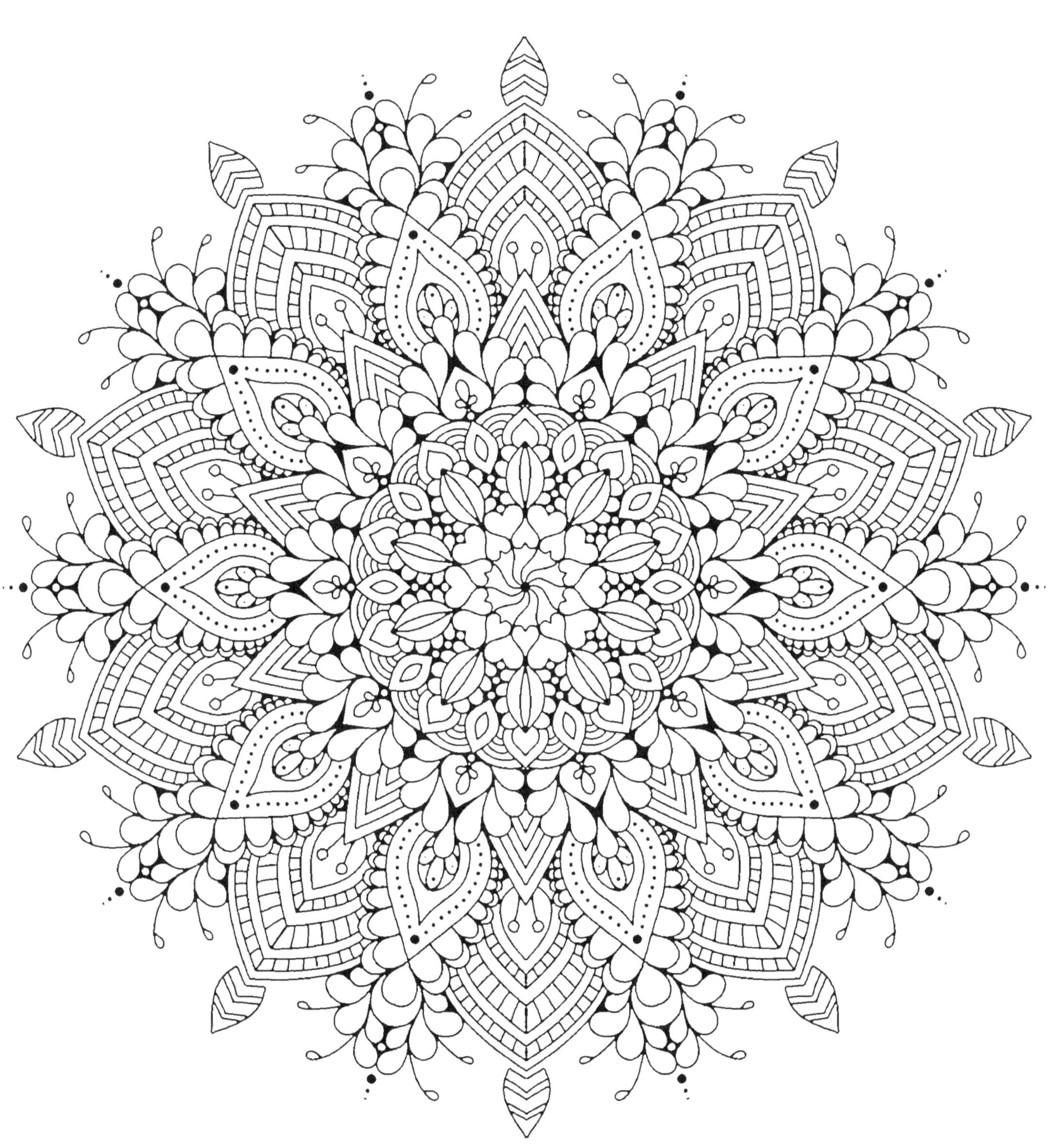

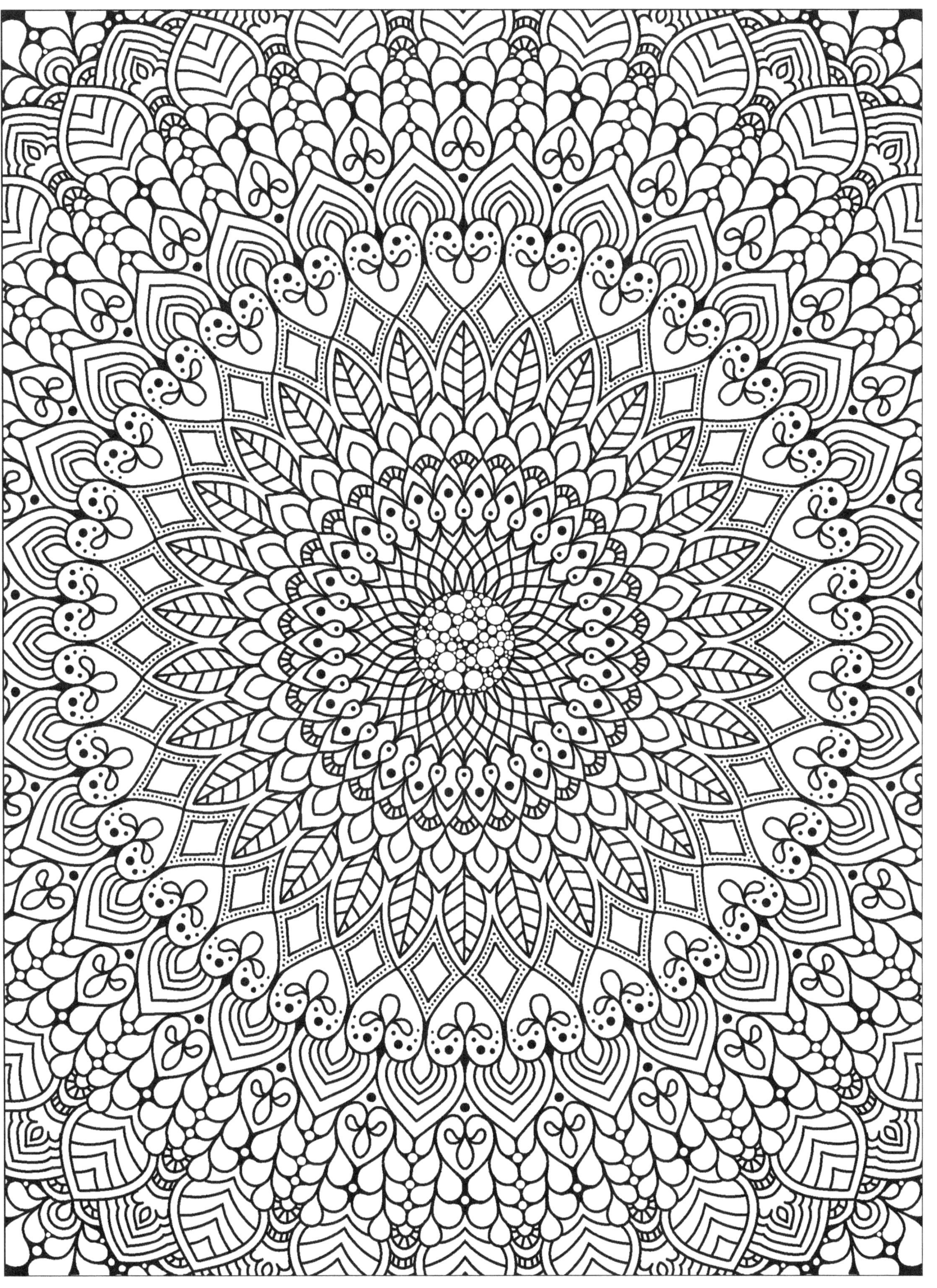

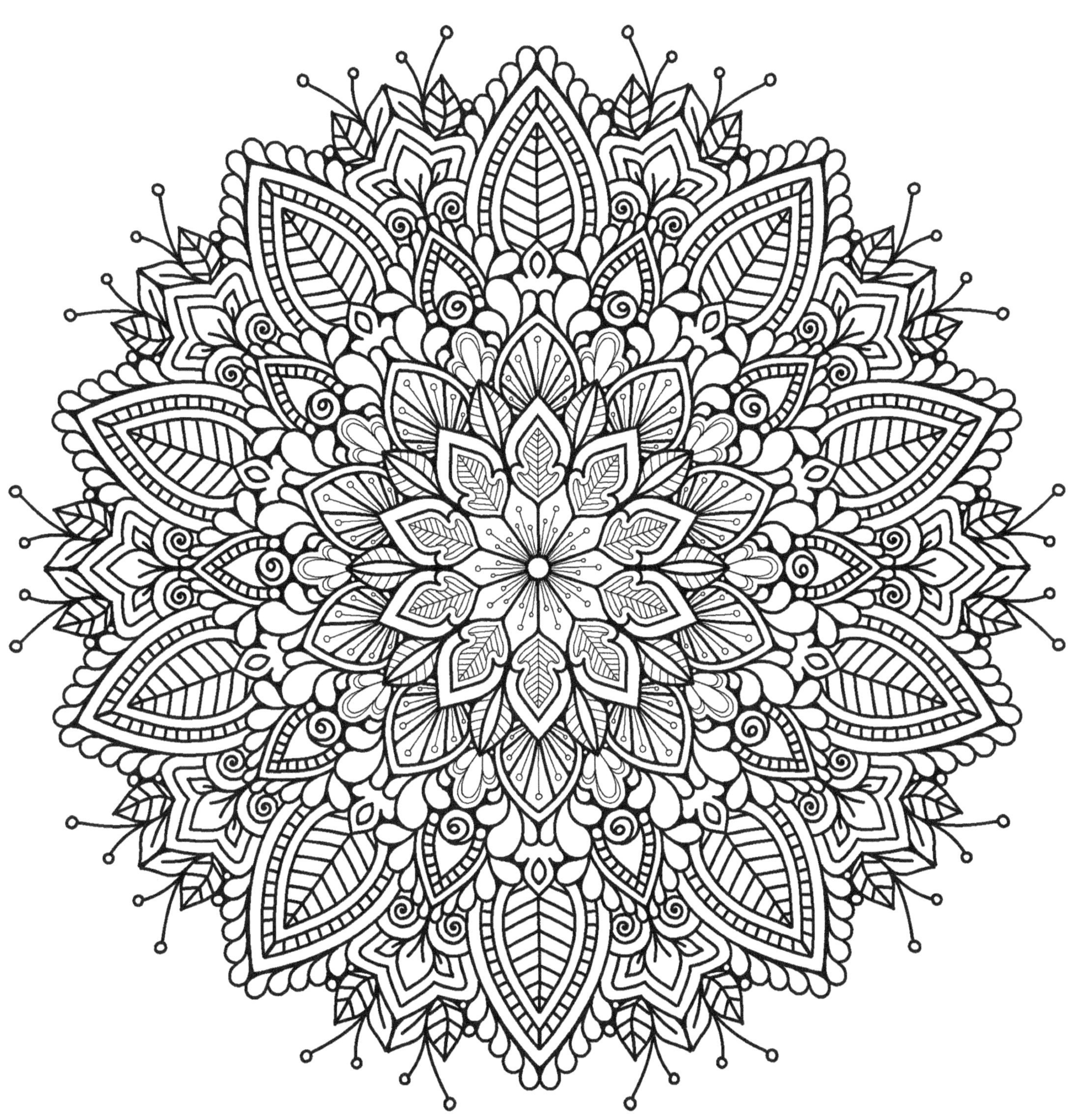

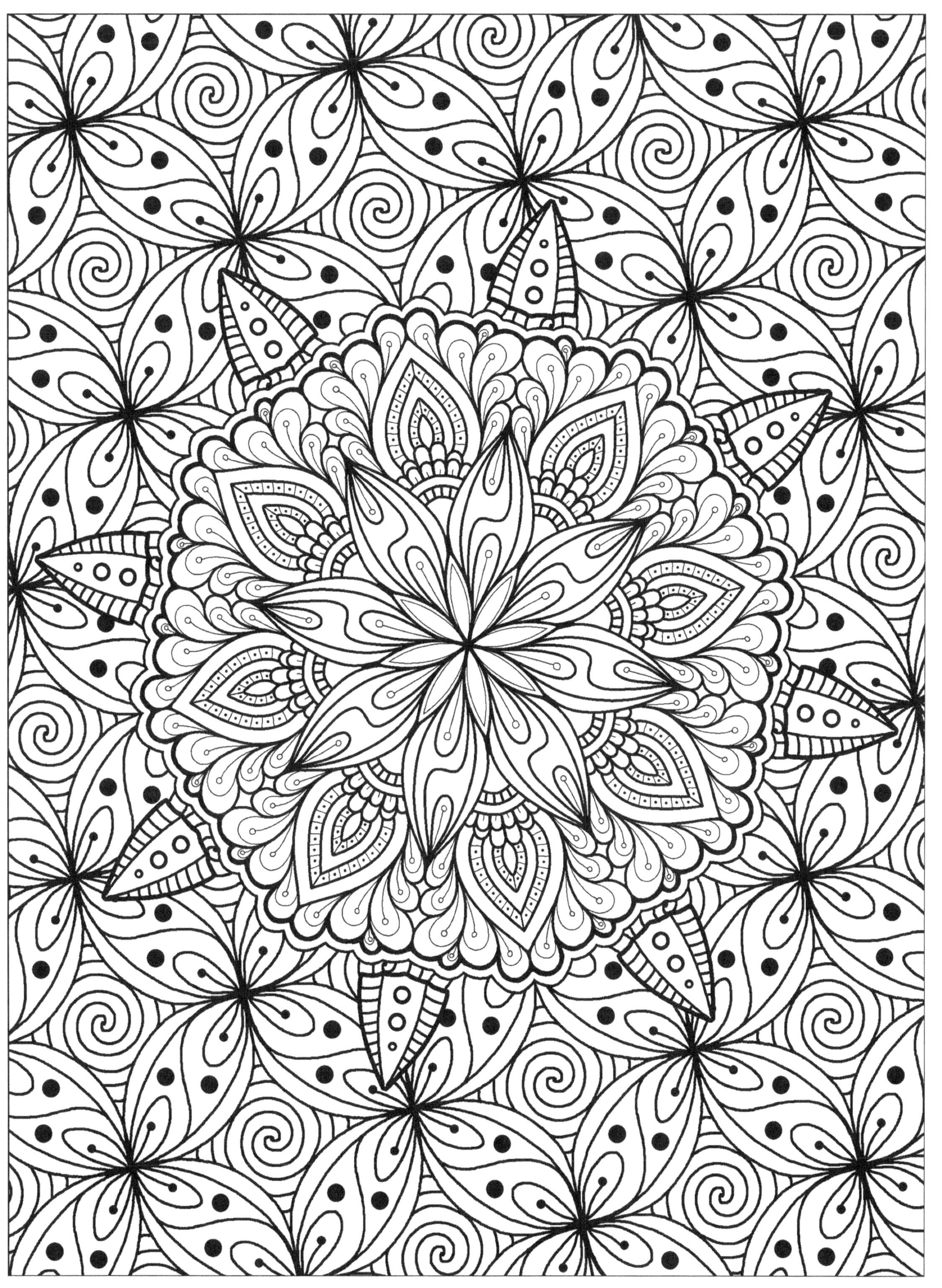

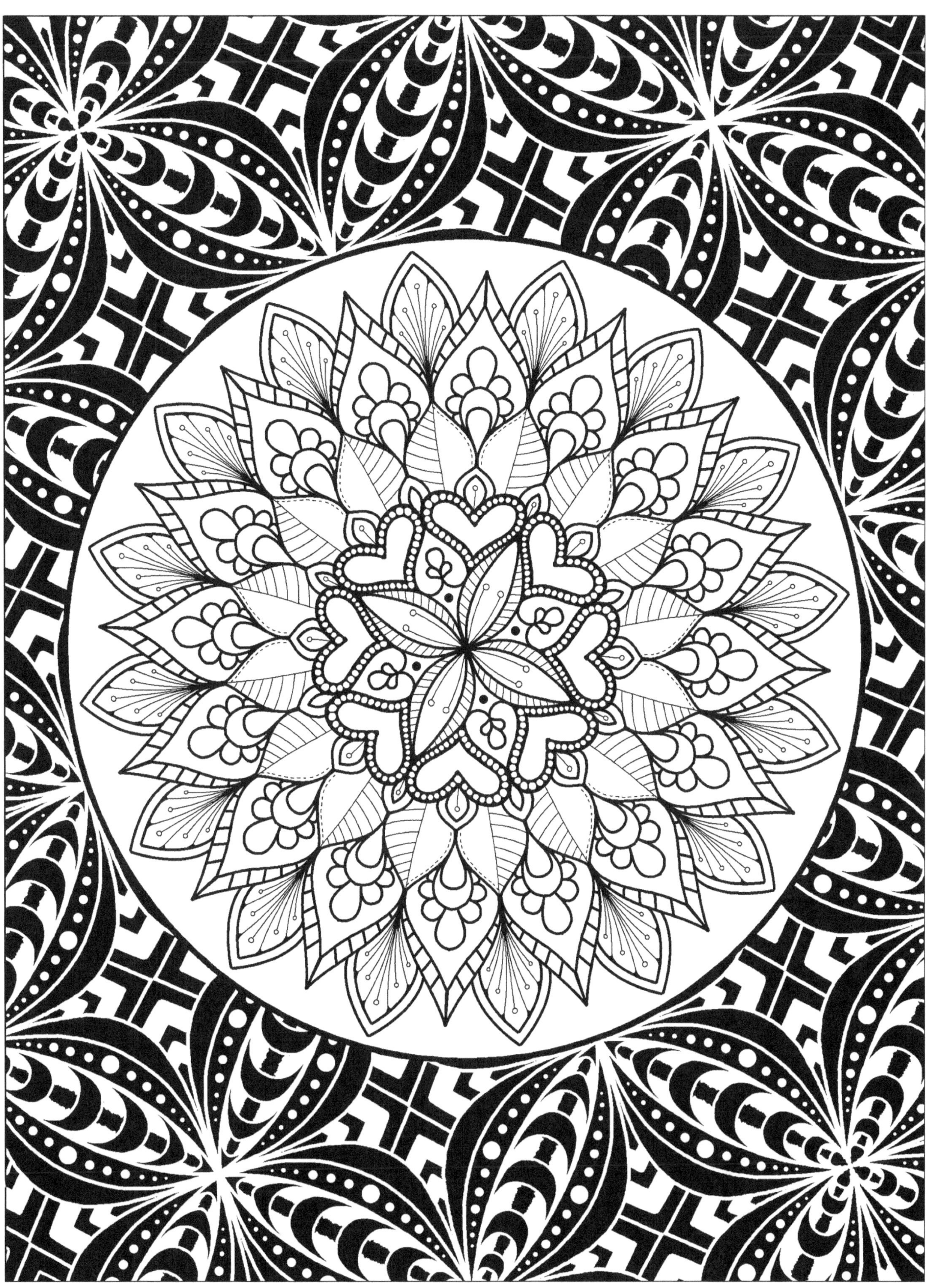

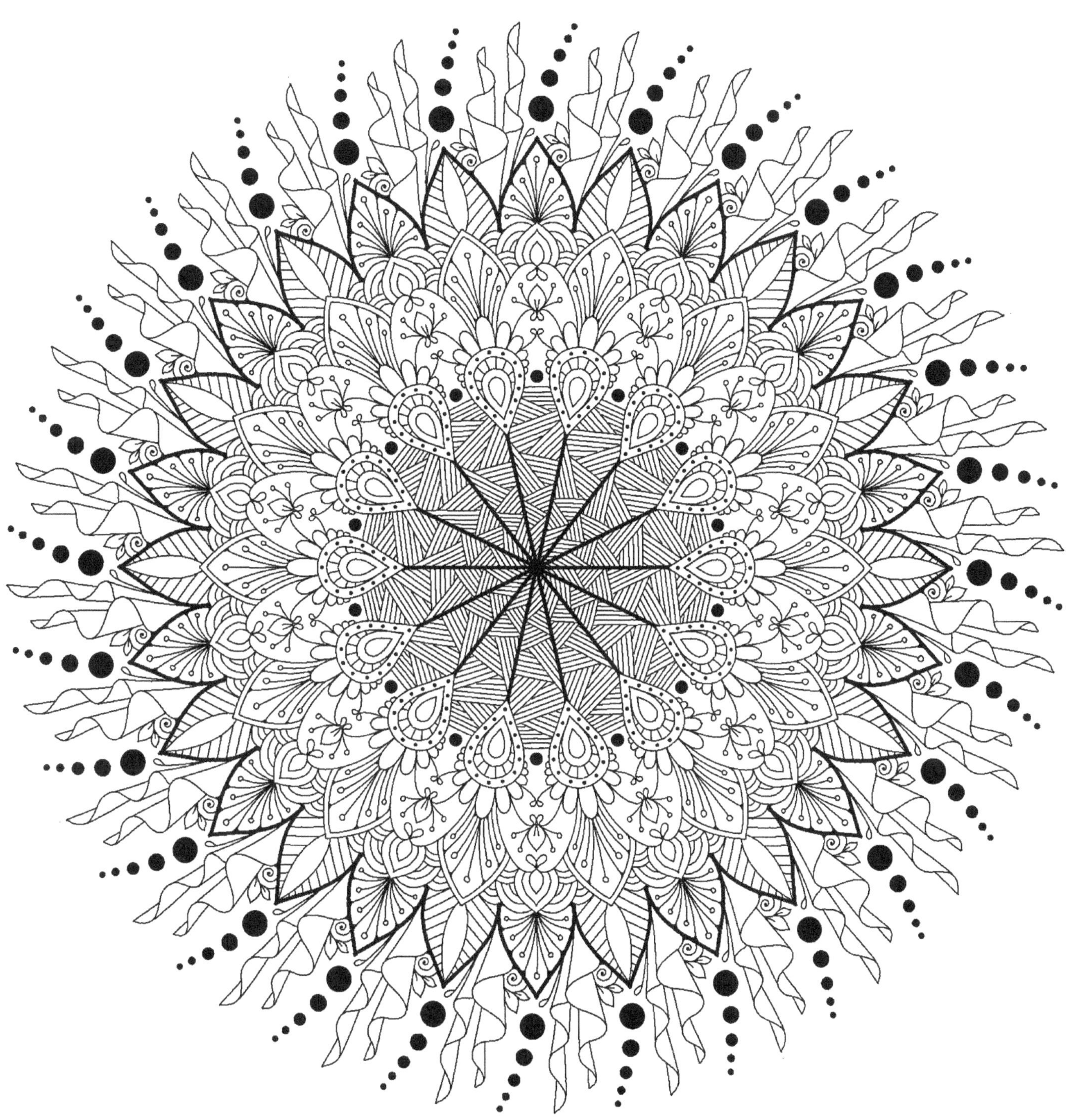

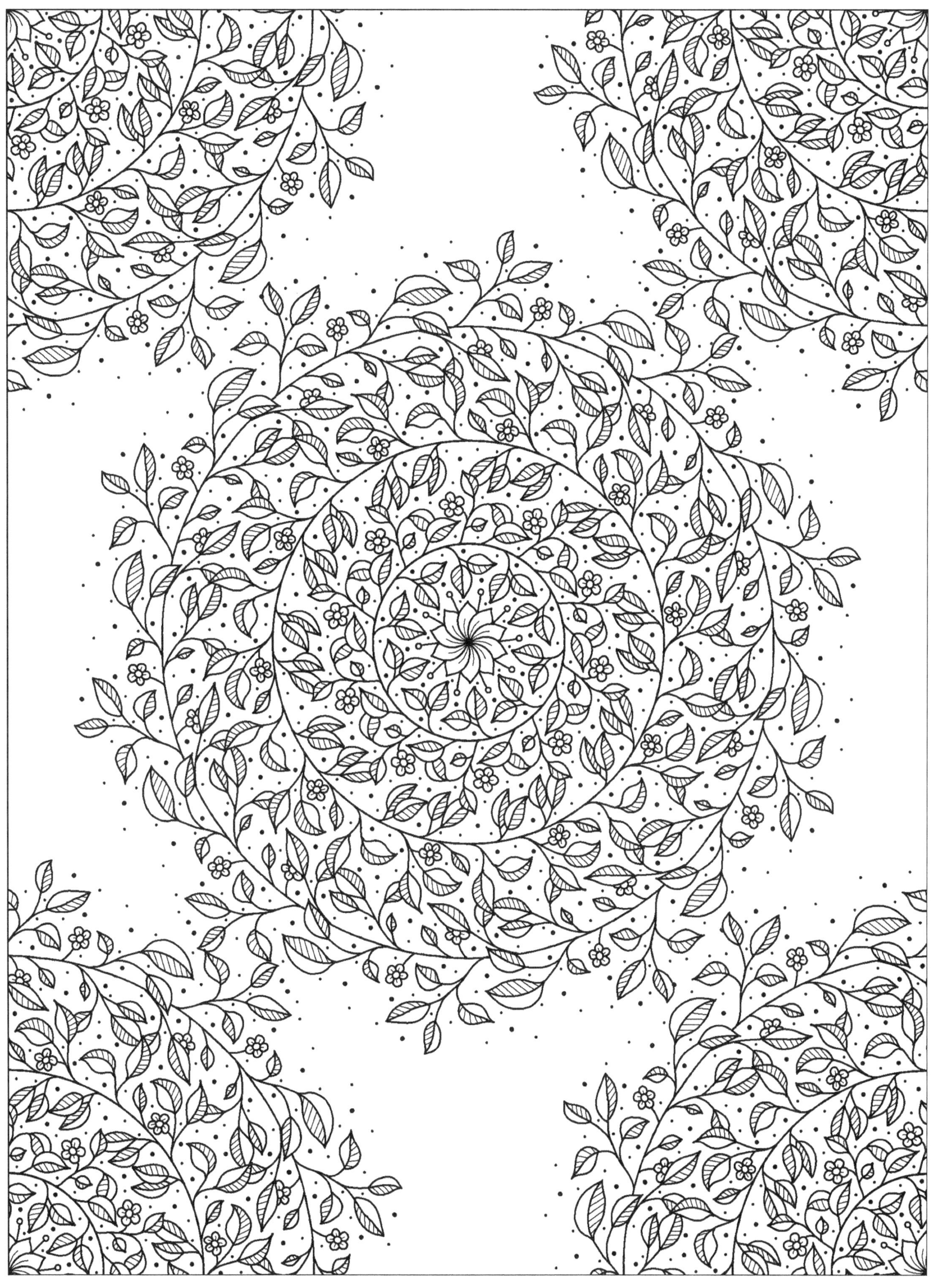

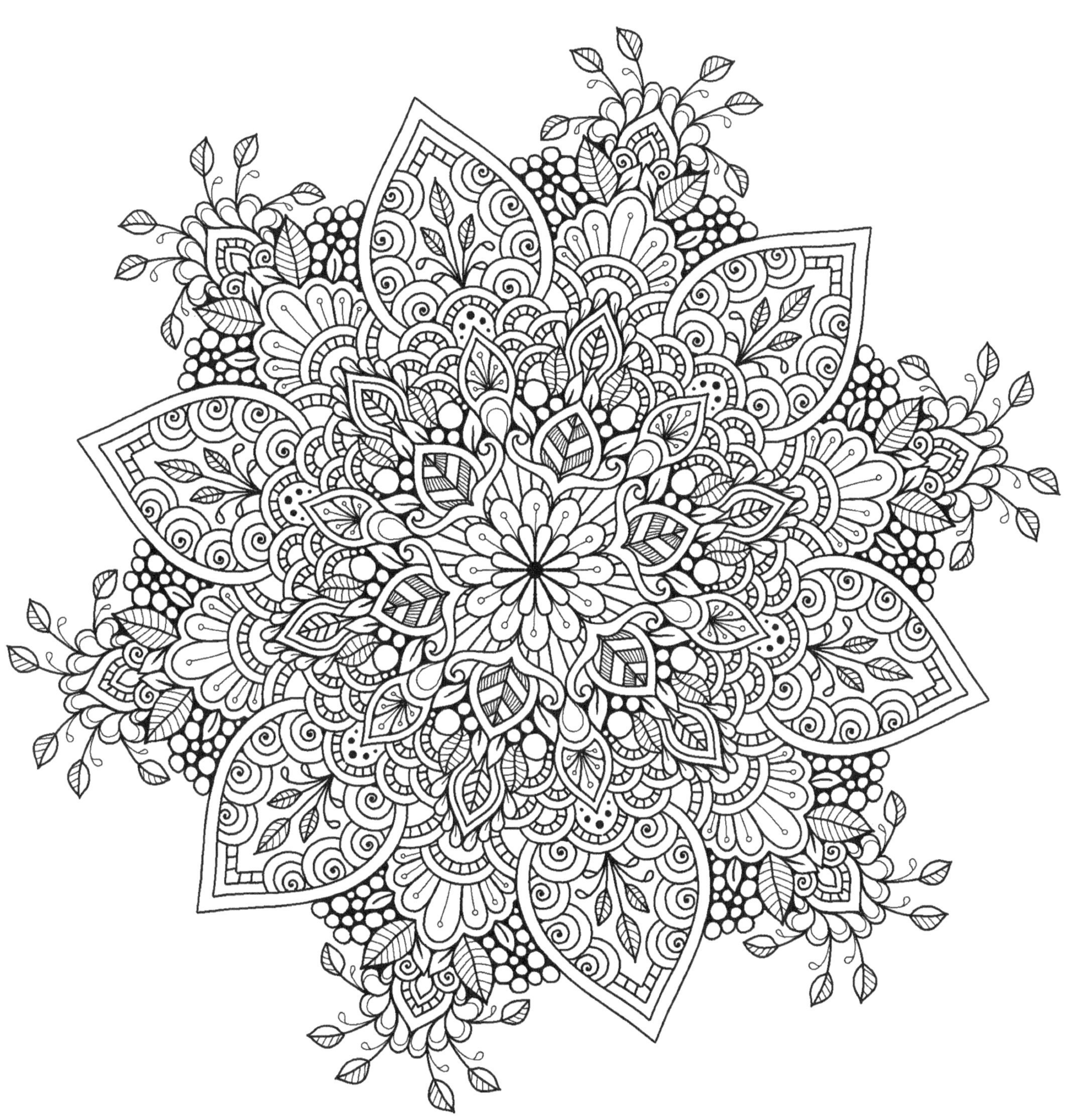

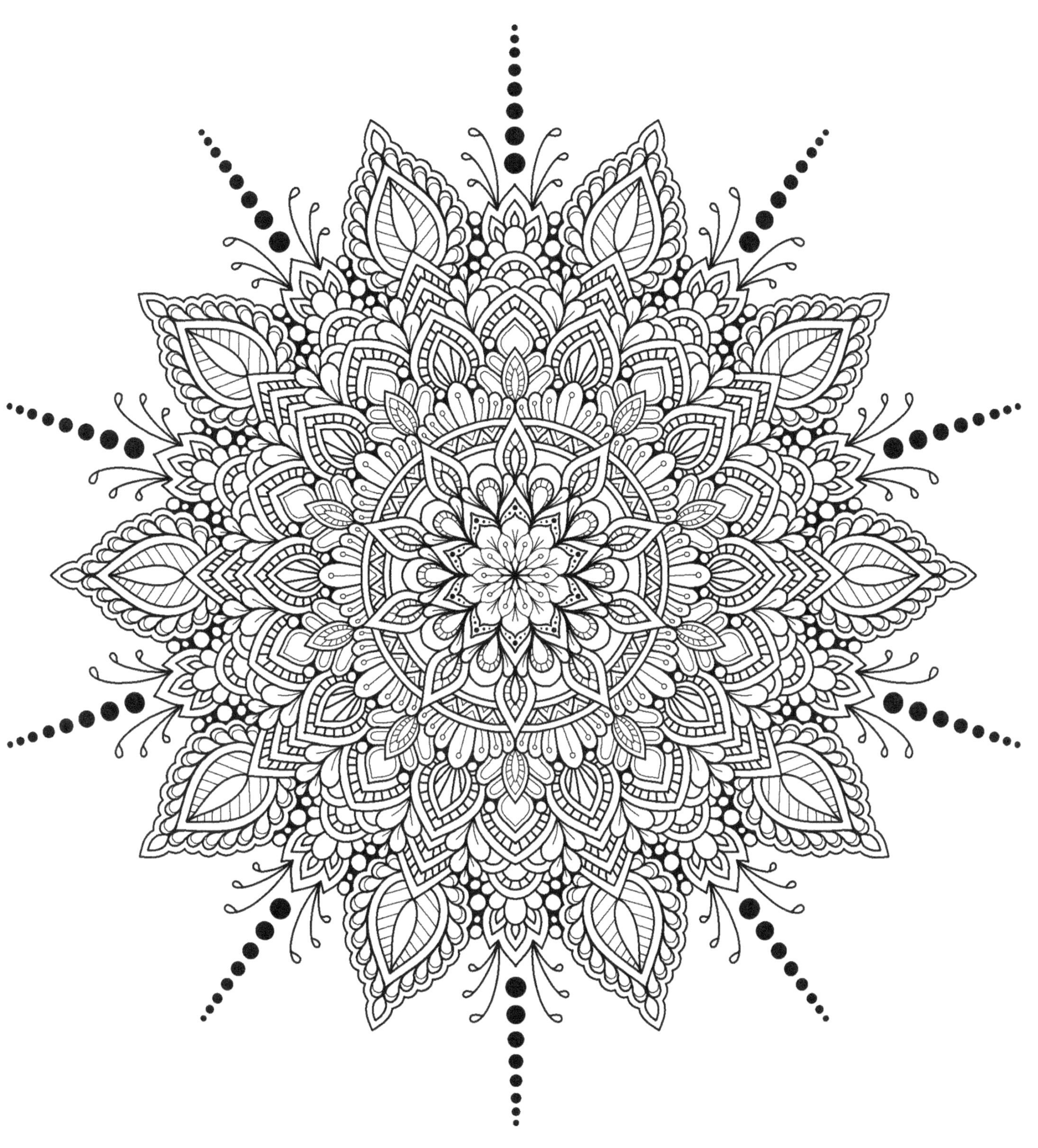

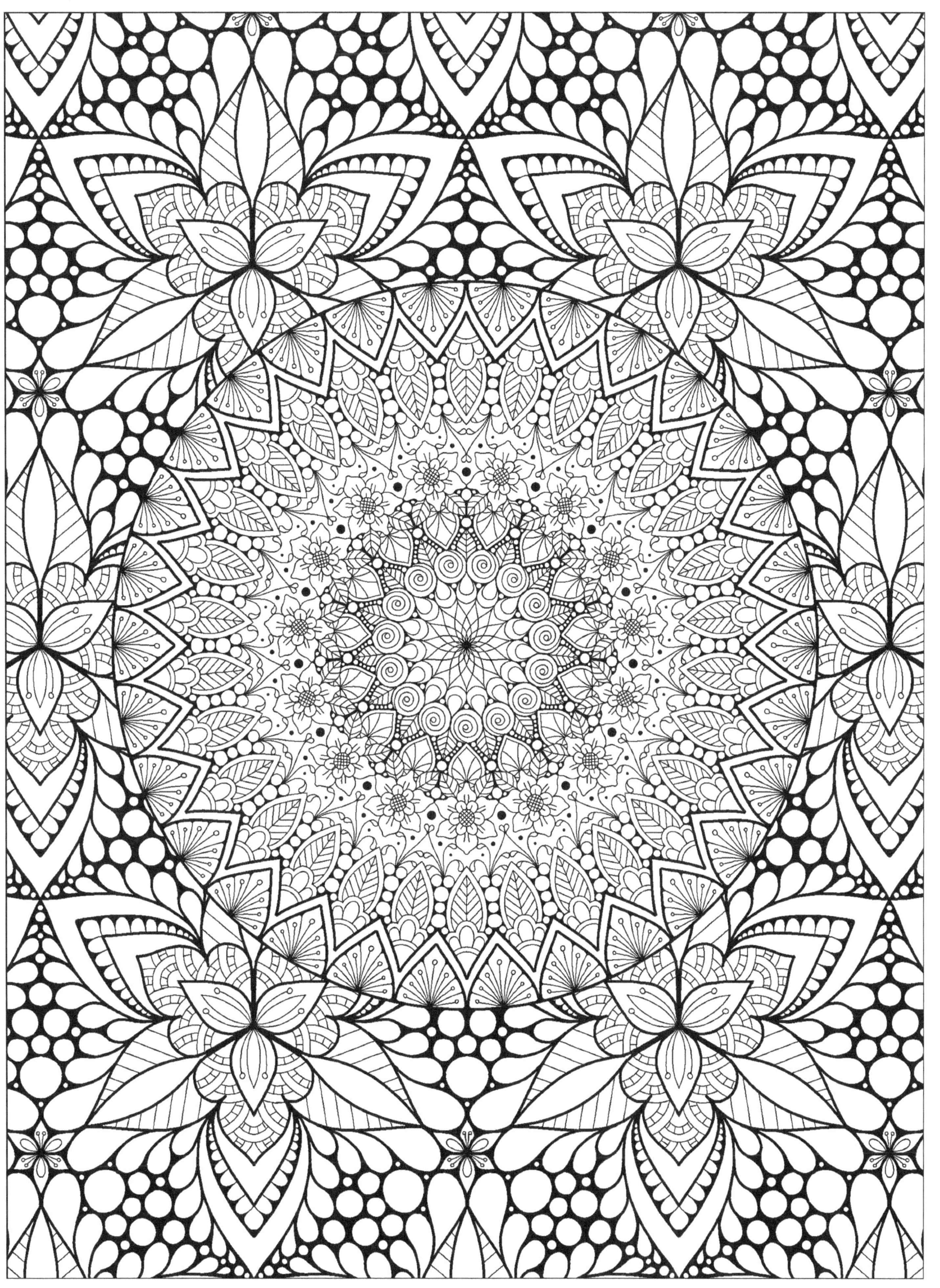

9791091517225

www.ingramcontent.com/pod-product-compliance
Lightning Source LLC
Chambersburg PA
CBHW060605120726
48002CB00010B/2837